临床妇产科诊疗实践

陈文霞　尹　宁　王彩虹　著

汕頭大學出版社

图书在版编目（CIP）数据

临床妇产科诊疗实践 / 陈文霞，尹宁，王彩虹著
. -- 汕头 ： 汕头大学出版社，2020.12
ISBN 978-7-5658-4226-9

Ⅰ．①临… Ⅱ．①陈… ②尹… ③王… Ⅲ．①妇产科
病—诊疗 Ⅳ．①R71

中国版本图书馆CIP数据核字(2020)第261286号

临床妇产科诊疗实践

LINCHUANG FUCHANKE ZHENLIAO SHIJIAN

作　　者：陈文霞　尹　宁　王彩虹
责任编辑：胡开祥
责任技编：黄东生
封面设计：钟晓图
出版发行：汕头大学出版社
　　　　　　广东省汕头市大学路 243 号汕头大学校园内　邮政编码：515063
电　　话：0754-82904613
印　　刷：廊坊市海涛印刷有限公司
开　　本：710 mm×1000 mm　1/16
印　　张：7.25
字　　数：200 千字
版　　次：2020 年 12 月第 1 版
印　　次：2024 年 8 月第 1 次印刷
定　　价：58.00 元

ISBN 978-7-5658-4226-9

前　言

妇产科学是专门研究女性生殖系统生理、病理变化以及生育调控的一门临床医学学科，由产科学和妇科学组成。

产科学是一门研究女性在妊娠期、分娩期及产褥期全过程中孕产妇、胚胎及胎儿所发生的生理和病理变化，并对病理改变进行预防、诊断和处理的临床医学学科。产科学通常包括产科学基础、生理产科学、病理产科学和胎儿医学。围产医学是一门交叉学科，专门研究围产期孕妇、胎儿及早期新生儿的监护及其病理改变的预防、诊断和处理。母胎医学概念的出现，使产科学从以母体为中心的理论体系转向母胎统一管理的理论体系。

妇科学是一门研究女性非妊娠期生殖系统生理和病理改变，并对病理改变进行预防、诊断和处理的临床医学学科。

本书主要内容包括：第一章女性生殖器发育异常；第二章盆底功能障碍性及生殖器损伤疾病；第三章外阴肿瘤；第四章子宫颈肿瘤；第五章子宫肿瘤；第六章卵巢肿瘤；第七章妊娠滋养细胞疾病。

在本书编写过程中，我们参阅了许多专家、学者的论著及教材，在此一并致以诚挚的谢意。由于我们的水平有限，加之编写时间紧迫，书中难免存有不足之处，诚望各位专家学者批评指正，也恳请广大读者提出宝贵意见，以便以后修正。

作　者

2020 年 5 月

目　录

第一章　女性生殖器发育异常

女性生殖器异常主要因染色体、性腺或生殖器发育过程异常所致。染色体和性腺异常最常见的临床表现是外生殖器性别模糊和青春期后性征发育异常，而生殖器发育过程异常主要表现为解剖结构异常。女性生殖器与泌尿器官在起源上密切相关，两者的发育可相互影响，因此在诊断生殖器异常时，要考虑是否伴有泌尿器官异常。

第一节　女性生殖器的发生

正常的女性生殖器发育是一个非常复杂的过程。未分化的性腺分化发育成卵巢。中肾、中肾管或称沃尔夫管和副中肾管或称米勒管通过复杂的联合作用形成子宫、阴道和上泌尿道。

一、性腺的发育

在胚胎第 5 周，由两侧中肾内侧的间皮增厚，形成原始生殖嵴，也称泌尿生殖嵴。此时并无性别分化，直至胚胎第 7 周时，男性与女性生殖嵴相同。性腺发育自原始生殖细胞。在胚胎第 4 周，原始性腺细胞自胚胎卵黄囊沿背部上皮凹陷迁移，于胚胎第 6 周达性腺原始生殖嵴的间充质内整合入原始性腺中。原始性索于胚胎第 8 周萎缩。

性腺发育决定于胎儿的基因型和性染色体，而最终性别表型取决于性染色体和占优势的生化和激素环境。在两个 X 染色体作用下，未分化性腺的皮质更倾向于分化成女性胎儿。在胎儿第 10 周，分化出卵巢结构。而在男性胎儿，由于 Y 染色体编码的性决定区蛋白能够诱导未分化性腺向睾丸分化并产生雄激素。除 Y

染色体编码的性决定区蛋白和雄激素外，抗米勒管激素对于男性发育也至关重要，在三种物质缺乏的环境中，生殖器倾向于向女性发育。之后，女性生殖器发育成熟主要受雌激素影响。

二、女性生殖管道的发育

（一）输卵管、子宫、宫颈和阴道上段的发育

胚胎第 7 周，副中肾管起源于中胚层，位于中肾管外侧，与中肾管同步发育，最终形成输卵管、子宫、宫颈和阴道上段。胚胎第 8 周，两侧副中肾管迁移至中肾管内侧并在中线处汇合，中段管腔完成融合和再吸收形成子宫，其中的中胚层部分形成子宫内膜和肌层。在融合的最初阶段，子宫腔内存在一纵隔，一般在胎儿 20 周吸收消失，若持续存在则形成子宫纵隔畸形。未融合的两侧副中肾管头段仍保持管状结构，经后续发育成为输卵管，头端开口成为输卵管伞端。融合部分的尾段形成阴道上 2/3。

（二）下生殖道的发育

于胚胎 3 周，在脐索下方形成泄殖腔膜，于胚胎 4 周时泄殖腔皱褶在前方融合形成生殖结节。胚胎 7 周时，尿直肠隔融入泄殖腔膜，将直肠与泌尿生殖道隔开。尿生殖膜上形成孔道与羊膜腔相通，形成原始的尿生殖窦。原始尿生殖窦最终分化为尾端的盆腔外部分和盆腔内部分。女性尿生殖窦盆腔内部分的远端形成尿道和阴道下 1/3 段。

三、女性外生殖器的发育

胚胎第 4 周，生殖结节形成。胚胎第 6 周，泄殖腔膜局部内陷分别形成尿道和肛门凹陷。原始尿道沟周围围绕原始尿道皱褶，阴唇隆起位于尿道周围外侧。胚胎第 7 周，泄殖腔膜消失，原始尿道沟与泌尿生殖窦相通。

外生殖器于胎儿第 10 周开始出现性别差异，至胎儿 12 周基本完成性别分

化。女性未融合的阴唇阴囊隆起形成两侧大阴唇，前端融合的部分形成阴阜和阴唇前端的联合。尿道皱褶后端融合形成小阴唇系带。未融合的尿道皱褶部分称为小阴唇。未融合的生殖隆起部分为尿生殖窦开口的阴道下端和阴道前庭。于胎儿14周，生殖结节发育形成阴蒂。

第二节　常见的女性生殖器发育异常

一、外生殖器发育异常

外生殖器异常最常见的是处女膜闭锁，又称无孔处女膜。系发育过程中，阴道末端的泌尿生殖窦组织未腔化所致。由于处女膜无孔，故阴道分泌物或月经初潮的经血排出受阻，积聚在阴道内。有时经血可经输卵管逆流至腹腔。若不及时切开，反复多次的月经来潮使积血增多，发展为子宫腔、输卵管和盆腔积血，输卵管可因积血粘连而致伞端闭锁，经血逆流至盆腔易发生子宫内膜异位症。少部分处女膜发育异常可表现小孔的筛孔处女膜和纵隔处女膜。

绝大多数患者至青春期发生周期性下腹坠痛，进行性加剧。严重者可引起肛门胀痛和尿频等症状。检查可见处女膜膨出，表面呈紫蓝色；肛诊可扪及盆腔囊性包块。偶有幼女因大量黏液潴留在阴道内，导致处女膜向外凸出、下腹坠痛而就诊。盆腔超声检查可见阴道内有积液。确诊后应及时手术治疗。先用粗针穿刺处女膜中部膨隆部，抽出陈旧积血后再进行"X"形切开，排出积血；常规检查宫颈是否正常，切除多余的处女膜瓣，修剪处女膜，再用可吸收缝线缝合切口边缘。

二、阴道发育异常

阴道发育异常因副中肾管的形成和融合过程异常以及其他致畸因素所致，根据1998年美国生殖学会提出的分类法，可分为：①副中肾管发育不良，包括子宫、阴道未发育（MRKH综合征），即为常见的先天性无阴道；②泌尿生殖窦发育不良，典型患者表现为部分阴道闭锁；③副中肾管融合异常，又分为垂直融合异常和侧面融合异常，垂直融合异常表现为阴道横隔，侧面融合异常表现为阴道纵隔和阴道斜隔综合征。

（一）MRKH 综合征（Mayer-Rokitansky-Kuster-Hauser syndrome）

系双侧副中肾管发育不全或双侧副中肾管尾端发育不良所致。表现为先天性无阴道，发生率为 1/4000～1/5000，几乎均合并无子宫或仅有始基子宫，卵巢功能多为正常。症状为原发性闭经及性生活困难。因子宫为始基状况而无周期性腹痛。检查见患者体格、第二性征以及外阴发育正常，但无阴道口，或仅在前庭后部见一浅凹，偶见短浅阴道盲端。可伴有泌尿道发育异常，个别伴有脊椎异常。染色体核型为 46，XX，血内分泌检查为正常女性水平。

建议 18 岁后进行治疗。非手术治疗有顶压法，即用阴道模具压迫阴凹陷，使其扩张并延伸到接近正常阴道的长度。手术治疗为阴道成形术，即采用各种方法在膀胱直肠间造穴，如生物补片法阴道成形术、腹膜法阴道成形术、乙状结肠法阴道成形术等。

（二）阴道闭锁

为泌尿生殖窦未参与形成阴道下段所致。根据阴道闭锁的解剖学特点可将其分为：①阴道下段闭锁，也称为阴道 I 型阴道闭锁，阴道上段及宫颈、子宫体均正常；②阴道完全闭锁，也称为阴道 II 型阴道闭锁，多合并宫颈发育不良，子宫体发育不良或子宫畸形。

阴道下段闭锁因子宫内膜功能多为正常，因此症状出现较早，主要表现为阴道上段扩张，严重时可以合并宫颈、宫腔积血，妇科检查发现包块位置较低，位于直肠前方，无阴道开口，闭锁处黏膜表面色泽正常，亦不向外隆起，肛诊可扪及凸向直肠包块，位置较处女膜闭锁高。较少由于盆腔经血逆流引发子宫内膜异位症。阴道完全闭锁多合并宫颈发育不良，子宫体发育不良或子宫畸形，子宫内膜功能不正常，经血容易逆流至盆腔，常常发生子宫内膜异位症。磁共振显像和超声检查可帮助诊断。

一旦明确诊断，应尽早手术切除。手术以解除阴道阻塞，使经血引流通畅为原则。阴道下段闭锁手术与处女膜闭锁手术相似，术后定期扩张阴道以防挛缩。阴道完全闭锁应充分评价宫颈发育不良状况，手术方法有子宫切除术、子宫阴道贯通术、宫颈端端贯通术。

（三）阴道横隔

为两侧副中肾管会合后的尾端与尿生殖窦相接处未贯通或部分贯通所致。很少伴有泌尿系统和其他器官的异常，横隔位于阴道上、中段交界处为多见。阴道横隔无孔称完全性横隔，隔上有小孔称不全性横隔。

不全性横隔位于阴道上段者多无症状，位置偏低者可影响性生活，阴道分娩时影响胎先露部下降。完全性横隔有原发性闭经伴周期性腹痛，并呈进行性加剧。妇科检查见阴道较短或仅见盲端，横隔中部可见小孔，肛诊时可扪及宫颈及宫体。完全性横隔由于经血潴留，可在相当于横隔上方部位触及块物。

治疗为手术切除横隔，缝合止血。分娩时，若横隔薄者可于胎先露部下降压迫横隔时切开横隔，胎儿娩出后再切除横隔；横隔厚者应行剖宫产术。术后要定期扩张阴道或放置阴道模具，防止横隔残端挛缩。

（四）阴道纵隔

为双侧副中肾管会合后，尾端纵隔未消失或部分消失所致，常伴有双子宫、双宫颈、同侧肾脏发育不良。可分为完全纵隔和不全纵隔，前者下端达阴道口，后者未达阴道口。

阴道完全纵隔者无症状，性生活和阴道分娩无影响。不全纵隔者可有性生活困难或不适，分娩时胎先露下降可能受阻。阴道检查可见阴道被一纵形黏膜壁分为两条纵形通道，黏膜壁上端近宫颈。阴道纵隔影响性生活者，应将纵隔切除。若阴道分娩时发现阴道纵隔，可当先露下降压迫纵隔时先切断纵隔的中部，待胎儿娩出后再切除纵隔。

（五）阴道斜隔综合征

病因尚不明确，可能由于一侧副中肾管向下延伸未达到泌尿生殖窦而形成盲端。常伴有同侧泌尿系发育异常，多为双宫体、双宫颈及斜隔侧肾缺如。

可分为三个类型：①Ⅰ型为无孔斜隔，隔后的子宫与外界及另侧子宫完全隔离，宫腔积血聚积在隔后腔；②Ⅱ型为有孔斜隔，隔上有小孔，隔后子宫与另侧子宫隔绝，经血通过小孔滴出，引流不畅；③Ⅲ型为无孔斜隔合并宫颈瘘管，在两侧宫颈间或隔后腔与对侧宫颈之间有小瘘管，有隔一侧子宫经血可通过另一侧宫颈排出，但引流亦不通畅。

发病年龄较轻，月经周期正常，三型均有痛经，Ⅰ型较重，平时一侧下腹痛；Ⅱ型有月经间期少量出血；Ⅲ型经期延长、也有月经间期少量出血。Ⅱ型和Ⅲ型若合并感染，可有脓性分泌物。妇科检查一侧穹隆或阴道壁可触及囊性肿物，Ⅰ型肿物较硬，伴增大子宫及附件肿物；Ⅱ、Ⅲ型囊性肿物张力较小，压迫时有陈旧血流出。局部消毒后在囊肿下部穿刺，抽出陈旧血，即可诊断。超声检查可见一侧宫腔积血，阴道旁囊肿，同侧肾缺如。必要时应做泌尿系造影检查。手术时机以经期为宜。做最大范围的隔切除，术后不需放置阴道模具。

三、宫颈及子宫发育异常

多因形成子宫段副中肾管发育及融合异常所致。

（一）先天性宫颈发育异常

主要包括宫颈缺如、宫颈闭锁、先天性宫颈管狭窄、宫颈角度异常、先天性宫颈延长症伴宫颈管狭窄、双宫颈等，临床上罕见。若患者子宫内膜有功能，则青春期后可因宫腔积血而出现周期性腹痛，经血还可经输卵管逆流入腹腔，引起盆腔子宫内膜异位症。磁共振和超声检查有助于诊断。可手术穿通宫颈，建立人工子宫阴道通道，但成功率低，故有建议直接进行子宫切除术。

（二）子宫未发育或发育不良

包括：①先天性无子宫：常合并无阴道；②始基子宫：子宫极小，多数无宫腔或为一实体肌性子宫；③幼稚子宫：可有宫腔和内膜。三者均卵巢发育正常。先天性无子宫或实体性始基子宫无症状，常因青春期后无月经就诊，经检查诊断。具有宫腔和内膜的幼稚子宫若宫颈发育不良或无阴道者可因月经血潴留或经血逆流出现周期性腹痛；幼稚子宫月经稀少或初潮延迟，常伴痛经。检查可见子宫体小，宫颈相对较长。先天性无子宫、实体性始基子宫可不予处理；幼稚子宫有周期性腹痛或宫腔积血者需手术切除；幼稚子宫主张雌激素加孕激素序贯周期治疗。

（三）单角子宫与残角子宫

单角子宫：仅一侧副中肾管正常发育形成单角子宫，同侧卵巢功能正常；另侧副中肾管完全未发育或未形成管道，未发育侧卵巢、输卵管和肾脏亦往往同时缺如。残角子宫：系一侧副中肾管发育，另一侧副中肾管中下段发育缺陷，形成残角子宫。有正常输卵管和卵巢，但常伴有同侧泌尿器官发育畸形。残角子宫可分为：①残角子宫有宫腔，并与单角子宫腔相通；②残角子宫有宫腔，但与单角子宫腔不相通；③残角子宫为无宫腔实体，仅以纤维带与单角子宫相连。

单角子宫常无症状。残角子宫若内膜有功能，但其宫腔与单角宫腔不相通者，常因月经血逆流或宫腔积血出现痛经，也可发生子宫内膜异位症。子宫输卵管碘油造影、超声和磁共振检查有助于诊断。单角子宫不予处理。残角子宫确诊后，应切除残角子宫及同侧输卵管切除，避免输卵管妊娠的发生。妊娠的残角子宫，若在早、中期妊娠时发现，应及时切除，避免子宫破裂；若在晚期妊娠时发现，则在剖宫产分娩后，切除残角子宫。

（四）双子宫

为两侧副中肾管未融合，各自发育形成两个子宫和两个宫颈，也可为一侧子宫颈发育不良、缺如。双子宫可伴有阴道纵隔或斜隔。患者多无自觉症状。伴有阴道纵隔者可有相应症状。检查可扪及子宫呈分叉状。宫腔探查或子宫输卵管碘油造影可见两个宫腔。一般不予处理。当有反复流产，应除外染色体、黄体功能以及免疫等因素后行矫形手术。

（五）双角子宫

根据宫角在宫底水平融合不全的程度分为完全双角子宫和不全双角子宫。一般无症状。有时双角子宫月经量较多并伴有程度不等的痛经。检查可扪及宫底部有凹陷。超声检查、磁共振显像和子宫输卵管碘油造影有助于诊断。一般不予处理。若双角子宫出现反复流产时，可行子宫整形术。

（六）纵隔子宫

是最常见的子宫畸形。分2类：①完全纵隔子宫：纵隔末端到达或超过宫颈内口，外观似双宫颈；②不全纵隔子宫：纵隔末端终止在内口以上水平。

一般无症状。临床上主要表现为影响生育期妇女的妊娠结局，包括反复流产、早产、胎膜早破等表现，其中以反复流产为最常见。经阴道超声检查是目前最常用的诊断方法，表现为两个内膜回声区域，子宫底部无明显凹陷切迹。子宫输卵管碘油造影（HSG）有助于了解宫腔形态，评估双侧输卵管通畅与否。宫腹腔镜联合检查是诊断纵隔子宫的"金标准"方法。

纵隔子宫影响生育时，应予手术治疗。可在腹腔镜监视下通过宫腔镜切除纵隔，通常于手术后3个月即可妊娠，妊娠结局良好。

（七）弓形子宫

指宫底中间有一浅凹陷，但多大程度的凹陷可定义弓形子宫尚有争议。一般无症状。检查可扪及宫底部有凹陷。超声和磁共振检查及子宫输卵管碘油造影有助于诊断。一般不予处理。若出现反复流产时，应行子宫整形术。

四、输卵管发育异常

输卵管发育异常罕见，是副中肾管头端发育受阻所致，常与子宫发育异常同时存在，几乎均在因其他病因手术时偶然发现。常见的类型有：①输卵管缺失或输卵管痕迹；②输卵管发育不全；③副输卵管；④单侧或双侧双输卵管。若不影响妊娠，无需处理。

五、卵巢发育异常

包括：①卵巢未发育或发育不良：其中卵巢发育不良又称条索状卵巢；②异位卵巢：卵巢形成后仍停留在原生殖嵴部位，未下降至盆腔内副卵巢。

第三节　女性性发育异常

女性性发育异常包括一大组疾病，这组疾病的患者在性染色体、性腺、外生殖器或性征方面存在一种或多种先天性异常或不一致。

【分类】

女性性发育异常的分类较为复杂，目前倾向于根据染色体核型分成 3 大类，即染色体异常型女性性发育异常、46，XX 型女性性发育异常和 46，XY 型女性性发育异常。

【常见的临床病变】

根据第二性征与性染色体、性腺或生殖器的相符性，本节以前者为特征，简要介绍部分性分化异常的常见病变。

（一）第二性征发育正常的性发育异常

此类病变的性染色体为 XX 型，第二性征发育、卵巢多属正常，但内生殖器发育异常，如 MRKH 综合征。

（二）第二性征发育不全的性发育异常

此组病变多为染色体异常，核型可为 45，XO、45，XO 的嵌合型或 47，XXX 等。

1. 特纳综合征（Turner's syndrome）

最为常见的性发育异常，其染色体核型异常包括 45，XO、45，XO 的嵌合型、X 短臂和长臂缺失、47，XXX 等。其主要病变为卵巢不发育伴有体格发育异常。临床表现为：面容呆板、两眼间距宽、身材矮小（不足 150cm）、蹼颈、盾状胸、肘外翻；第二性征不发育、子宫发育不良及原发性闭经。特纳综合征治疗原则为促进身高、刺激乳房与生殖器发育及预防骨质疏松。

2.46，XY 单纯性腺发育不全

又称 Swyer 综合征。染色体核型为 46，XY。因原始性腺未能分化为睾丸，其既不分泌副中肾管抑制因子（MIF），也不产生雄激素。副中肾管虽不退化，但发育不良。两侧性腺呈条索状，合成雌激素能力低下。患者主要表现为第二性征发育不全与原发性闭经。妇科检查可见发育不良的子宫、输卵管；性腺为条索状或发育不良的睾丸。

因染色体为 46，XY 的条索状性腺易发生肿瘤，应尽早切除性腺。外阴性别模糊者可予以整形，使之成为女性外阴。患者子宫虽发育不全，若应用雌、孕激素仍可使月经来潮。

（三）女性男性化的性发育异常

此类患者染色体核型为 46、XX，性腺为卵巢，内生殖器为子宫、输卵管、阴道，但于胚胎或婴儿期暴露于过多的雄激素，故其外生殖器可有不同程度的男性化。外生殖器男性化程度取决于胚胎或婴儿暴露于雄激素的时期和雄激素剂量，阴蒂可从中度直至阴唇后部融合和出现阴茎，阴道下段狭窄，难以发现阴道口。雄激素过高的原因主要为先天性皮质增生症和其他来源雄激素。

1. 肾上腺皮质增生症

是一种常染色体隐形遗传性疾病，胎儿合成皮质醇所必需的肾上腺皮质的几种酶缺陷，其中21-羟化酶缺陷（21-hydroxylase deficiency）最常见，占CAH总数的90%~95%。由于酶缺乏不能将17a-羟孕酮转化为皮质醇，皮质醇合成量减少对下丘脑和垂体负反馈作用消失，导致垂体促肾上腺皮质激素分泌增加，刺激肾上腺增生，同时也刺激肾上腺皮质分泌大量的雄激素，致使女性胎儿外生殖器不同程度男性化。

应尽可能早地治疗单纯男性化型21-羟化酶缺陷。肾上腺皮质分泌的过多的雄激素可加速骨骺愈合，因此治疗越晚，患者的最终身高越矮。另外，早治疗还可避免男性化体征加重。

2. 其他来源雄激素

孕妇于妊娠早期服用具有雄激素作用的药物，可致使女胎外生殖器男性化，但程度较轻，且在出生后至青春期月经来潮期间男性化不再加重；生殖内分泌激素均在正常范围。

第二章 盆底功能障碍性及生殖器损伤疾病

女性盆底支持组织因退化、创伤等因素导致其支持薄弱，从而发生盆底功能障碍。盆底功能障碍性疾病的治疗与否取决于是否影响患者的生活质量，治疗有非手术和手术治疗两种方法。

当损伤导致女性生殖器与相邻的泌尿道、肠道出现异常通道时，临床上表现为尿瘘和粪瘘。尿瘘和粪瘘的诊断和定位取决于各种检查，手术是主要的治疗方法。

第一节 女性盆底组织解剖及功能

女性盆底是由封闭骨盆出口的多层肌肉和筋膜组成，尿道、阴道和直肠则经此贯穿而出。盆底组织承托子宫、膀胱和直肠等盆腔脏器并保持其正常位置。

现代解剖学对盆底结构描述日趋细致，腔室理论是代表，其要点是：在垂直方向上将盆底分为前、中、后三个腔室，前腔室包括阴道前壁、膀胱、尿道；中腔室包括阴道顶部、子宫；后腔室包括阴道后壁、直肠。由此将脱垂量化到各个腔室。在水平方向上，德兰西于 1994 年提出了盆底支持结构的三个水平的理论：水平 1 为上层支持结构（主韧带-宫骶韧带复合体）；水平 2 为旁侧支持结构（肛提肌群及膀胱、直肠阴道筋膜）；水平 3 为远端支持结构（会阴体及括约肌）。

第二节 盆腔器官脱垂

盆底肌肉群、筋膜、韧带及其神经构成复杂的盆底支持系统，其互相作用和支持以维持盆腔器官的正常位置。盆底功能障碍又称盆/氏缺陷或盆底支持组织松弛，是各种病因导致的盆底支持薄弱，进而盆腔脏器移位，连锁引发其他盆腔器官的位置和功能异常。

盆腔器官脱垂（pelvic organ prolapse，POP）指盆腔器官脱出于阴道内或阴道外。2001 年美国国立卫生研究院（National Institutes of Health，NIH）提出：盆腔器官脱垂指任何阴道节段的前缘达到或超过处女膜缘外 1cm。可单独发生，但一般情况下是联合发生。

阴道前壁脱垂也即阴道前壁膨出，阴道内 2/3 膀胱区域脱出称之膀胱膨出。若支持尿道的膀胱宫颈筋膜受损严重，尿道紧连的阴道前壁下 1/3 以尿道口为支点向下膨出，称尿道膨出。阴道后壁膨出又称为直肠膨出，阴道后壁膨出常伴随子宫直肠陷凹疝，如内容为肠管，称之为肠疝。子宫从正常位置沿阴道下降，宫颈外口达坐骨棘水平以下，甚至子宫全部脱出阴道口以外，称子宫脱垂。子宫切除术后若阴道顶端支持结构缺损，则发生阴道穹隆脱垂。

【病因】

（一）妊娠、分娩

特别是产钳或胎吸下困难的阴道分娩，盆腔筋膜、韧带和肌肉可能因过度牵拉而被削弱其支撑力量。若产后过早参加体力劳动，特别是重体力劳动，将影响盆底组织张力的恢复而发生盆腔器官脱垂。

（二）衰老

随着年龄的增长，特别是绝经后出现的支持结构的萎缩，在盆底松弛的发生或发展中也具有重要作用。

（三）慢性疾病

慢性咳嗽、腹腔积液、腹型肥胖、持续负重或便秘而造成腹腔内压力增加，可致腹压增加导致脱垂。

（四）医源性原因

包括没有充分纠正手术时所造成的盆腔支持结构的缺损。

【临床表现】

（一）症状

轻症患者一般无症状。重度脱垂韧带筋膜有牵拉，盆腔充血，患者有不同程度的腰骶部酸痛或下坠感，站立过久或劳累后症状明显，卧床休息则症状减轻。阴道前壁膨出常伴有尿频、排尿困难、残余尿增加，部分患者可发生压力性尿失禁，但随着膨出的加重，其压力性尿失禁症状可消失，甚至需要手助压迫阴道前壁帮助排尿，易并发尿路感染。阴道后壁膨出常表现为便秘，甚至需要手助压迫阴道后壁帮助排便。外阴肿物脱出后轻者经卧床休息，能自行回纳，重者则不能还纳。暴露在外的宫颈和阴道黏膜长期与衣裤摩擦，可致宫颈和阴道壁发生溃疡而出血，如感染则有脓性分泌物。子宫脱垂不管程度多重一般不影响月经，轻度子宫脱垂也不影响受孕、妊娠和分娩。

（二）体征

阴道内前后壁组织或子宫颈及宫体可脱出阴道口外。脱垂的阴道前后壁、宫颈黏膜常增厚角化，可有溃疡和出血。阴道后壁膨出肛门检查手指向前方可触及向阴道凸出的直肠，呈盲袋状。位于后穹隆部的球形突出是肠膨出，指诊可触及疝囊内的小肠。

年轻的子宫脱垂常伴有宫颈延长并肥大。随脱垂子宫的下移，膀胱、输尿管下移与尿道开口形成正三角区。

【临床分度】

临床分度有几种方法，国际上应用最多的是盆腔器官脱垂-Q 分度。临床诊疗中时并不绝对强调一种分度。手术治疗前后采用同一种即可。程度评价均以患者平卧最大用力向下屏气（Vasalva 动作）时程度为准。

【诊断】

根据病史及检查所见容易确诊。妇科检查前，应嘱咐患者向下屏气判断脱垂的最重程度，并予以分度。同时注意有无溃疡存在，及其部位、大小、深浅、有无感染等。嘱患者在膀胱充盈时咳嗽，观察有无溢尿情况，即压力性尿失禁情况。注意子宫颈的长短，行宫颈细胞学检查。若为重症子宫脱垂，可触摸子宫大小，将脱出的子宫还纳，行双合诊检查子宫两侧有无包块。应用单叶窥器可辅助阴道全面检查，压住阴道前壁时嘱患者向下用力，可显示肠疝和直肠膨出。妇科检查还应注意盆底肌肉组织的检查，主要了解肛提肌的肌力和生殖裂隙宽度。若有大便失禁还应肛门指诊时注意肛门括约肌功能。

Ⅰ度轻型：宫颈外口距处女膜缘<4cm，未达处女膜缘；

　　重型：宫颈已达处女膜缘，阴道口可见子宫颈。

Ⅱ度轻型：宫颈脱出阴道口，宫体仍在阴道内；

　　重型：部分宫体脱出阴道口。

Ⅲ度宫颈与宫体全部脱出阴道口外。

阴道前壁膨出中国传统分度为 3 度：

Ⅰ度：阴道前壁形成球状物，向下突出，达处女膜缘，但仍在阴道内；

Ⅱ度：阴道壁展平或消失，部分阴道前壁突出于阴道口外；

Ⅲ度：阴道前壁全部突出于阴道口外。

阴道后壁膨出中国传统分度为 3 度：

Ⅰ度：阴道后壁达处女膜缘，但仍在阴道内；

Ⅱ度：阴道后壁部分脱出阴道口；

Ⅲ度：阴道后壁全部脱出阴道口外。

【鉴别诊断】

（一）阴道壁肿物

阴道壁肿物在阴道壁内，固定、边界清楚。膀胱膨出时可见阴道前壁有半球形块状物膨出，柔软，指诊时可于肿块上方触及宫颈和宫体。

（二）宫颈延长

双合诊检查阴道内宫颈虽长，但宫体在盆腔内，屏气并不下移。

（三）子宫黏膜下肌瘤

患者有月经过多病史，宫颈口见红色、质硬之肿块，表面找不到宫颈口，但在其周围或一侧可扪及被扩张变薄的宫颈边缘。

（四）慢性子宫内翻

罕见。阴道内见翻出的宫体，被覆暗红色绒样子宫内膜，两侧角可见输卵管开口，三合诊检查盆腔内无宫体。

【治疗】

（一）非手术疗法

为盆腔器官脱垂的一线治疗方法。非手术治疗对于所有盆腔器官脱垂患者都是应该首先推荐的一线治疗方法。通常用于POP-QⅠ～Ⅱ度有症状的患者，也适用于希望保留生育功能、不能耐受手术治疗或者不愿意手术治疗的重度

（POP-QⅢ～Ⅳ度，或传统Ⅱ轻度及以下）脱垂患者。非手术治疗的目标为缓解症状，增加盆底肌肉的强度、耐力和支持力，预防脱垂加重，避免或延缓手术干预。目前的非手术治疗方法包括应用子宫托、盆底康复治疗和行为指导。

1. 盆底肌肉锻炼和物理疗法

可增加盆底肌肉群的张力。盆底肌肉（肛提肌）锻炼适用于国内分期轻度或 POP-Q 分期Ⅰ度和Ⅱ度的盆腔器官脱垂者。也可作为重度手术前后的辅助治疗方法。嘱咐患者行收缩肛门运动，用力收缩盆底肌肉 3 秒以上后放松，每次 10~15 分钟，每日 2~3 次。

2. 子宫托

子宫托是一种支持子宫和阴道壁并使其维持在阴道内而不脱出的工具。有支撑型和填充型。以下情况尤其适用子宫托治疗：患者全身状况不适宜做手术；妊娠期和产后；膨出面溃疡手术前促进溃疡面的愈合。

子宫托也可能造成阴道刺激和溃疡。子宫托应间断性地取出、清洗并重新放置，否则会出现包括瘘的形成、嵌顿、出血和感染等严重后果。

3. 中药和针灸

补中益气汤（丸）等有促进盆底肌张力恢复、缓解局部症状的作用。

（二）手术治疗

对脱垂超出处女膜的有症状的患者可考虑手术治疗。根据患者不同年龄、生育要求及全身健康状况，治疗应个体化。手术的主要目的是缓解症状，恢复正常的解剖位置和脏器功能，有满意的性功能并能够维持效果。可以选择以下常用的手术方法，合并压力性尿失禁患者应同时行膀胱颈悬吊手术或阴道无张力尿道悬带吊术。手术分封闭手术和重建手术。

阴道封闭术分阴道半封闭术（又称 LeFort 手术）和阴道全封闭术。该手术将阴道前后壁分别剥离长方形黏膜面，然后将阴道前后壁剥离创面相对缝合以部分或完全封闭阴道。术后失去性交功能，故仅适用于年老体弱不能耐受较大手术者。

盆底重建手术主要针对中盆腔的建设，通过吊带、网片和缝线把阴道穹隆组织或宫骶韧带悬吊固定于低骨前、骶棘韧带，也可行自身宫骶韧带缩短缝合术，子宫可以切除或保留。手术可经阴道或经腹腔镜或开腹完成，目前应用较多的是子宫/阴道骶前固定术、骶棘韧带固定术、高位低韧带悬吊术和经阴道植入网片盆底重建手术。

1. 自身组织修复重建手术

①阴道前后壁修补术，主要针对筋膜修补，为Ⅱ水平重建；②骶棘韧带缝合固定术，通过对顶端悬吊骶棘韧带进行Ⅰ水平重建；③宫骶韧带悬吊术，通过自身宫骶韧带缩短缝合达到顶端悬吊，Ⅰ水平重建目的。

2. 经腹或腹腔镜阴道/子宫骶骨固定术

通过将顶端悬吊于骶骨前纵韧带达到Ⅰ水平重建。

3. 经阴道网片置入手术

顶端植入吊带悬吊至骶棘韧带水平达到Ⅰ水平重建，阴道前后壁植入网片达Ⅱ水平筋膜重建。

4. 对于年轻宫颈延长子宫脱垂患者可行曼氏手术（Manchester 手术）

包括阴道前后壁修补、主韧带缩短及宫颈部分切除术。

（三）术后处理及随诊

绝经后阴道黏膜萎缩者建议术后开始局部使用雌激素制剂，每周 2 次，至少半年。术后 3 个月内避免增加腹压及负重。禁性生活 3 个月，或者确认阴道黏膜修复完好为止。术后建议规律随访终生，及时发现复发、处理手术并发症。

【预防】

避免腹压增加的疾病和劳作。有子宫脱垂者应在行子宫切除同时顶端重建，以免术后发生穹隆膨出和肠膨出。

第三节　压力性尿失禁

压力性尿失禁指腹压突然增加导致的尿液不自主流出，但不是由逼尿肌收缩压或膀胱壁对尿液的张力压所引起。其特点是正常状态下无遗尿，而腹压突然增高时尿液自动流出。也称真性压力性尿失禁、张力性尿失禁、应力性尿失禁。

【病因】

压力性尿失禁分为两型。90%以上为解剖型压力性尿失禁，为盆底组织松弛引起。盆底组织松弛的原因主要有妊娠与阴道分娩损伤、绝经后雌激素水平降低等。最为广泛接受的压力传导理论认为压力性尿失禁的病因在于盆底支持结构缺损而使膀胱颈/近端尿道脱出于盆底外。因此，咳嗽时腹腔内压力不能被平均地传递到膀胱和近端的尿道，导致增加的膀胱内压力大于尿道内压力而出现漏尿。不足10%的患者为尿道内括约肌障碍型，为先天发育异常所致。

【临床表现】

几乎所有的下尿路症状及许多阴道症状都可见于压力性尿失禁。腹压增加下不自主溢尿是最典型的症状，而尿急、尿频，急迫性尿失禁和排尿后膀胱区胀满感亦是常见的症状。80%的压力性尿失禁患者伴有阴道膨出。

【分度】

有主观分度和客观分度。客观分度主要基于尿垫试验，临床常用简单的主观分度。

Ⅰ级尿失禁：只有发生在剧烈压力下，如咳嗽、打喷嚏或慢跑。

Ⅱ级尿失禁：发生在中度压力下，如快速运动或上下楼梯。

Ⅲ级尿失禁：发生在轻度压力下，如站立时，但患者在仰卧位时可控制尿液。

【诊断】

无单一的压力性尿失禁的诊断性试验。以患者的症状为主要依据，压力性尿失禁除常规体格检查、妇科检查及相关的神经系统检查外，还需相关压力试验、指压试验、棉签试验和尿动力学检查等辅助检查，排除急迫性尿失禁、充盈性尿失禁及感染等情况。

压力试验：患者膀胱充盈时，取截石位检查。嘱患者咳嗽的同时，医师观察尿道口。如果每次咳嗽时均伴随着尿液的不自主溢出，则可提示 SUI。延迟溢尿，或有大量的尿液溢出提示非抑制性的膀胱收缩。如果截石位状态下没有尿液溢出，应让患者站立位时重复压力试验。

指压试验：检查者把中、食指放入阴道前壁的尿道两侧，指尖位于膀胱与尿道交接处，向前上抬高膀胱颈，再行诱发压力试验，如压力性尿失禁现象消失，则为阳性。

棉签试验：患者仰卧位，将涂有利多卡因凝胶的棉签置入尿道，使棉签头处于尿道膀胱交界处，分别测量患者在静息时及 Valsalva 动作（紧闭声门）时棉签棒与地面之间形成的角度。在静息及做 Valsalva 动作时该角度差小于 15° 为良好结果，说明有良好的解剖学支持；如角度差大于 30°，说明解剖学支持薄弱；15°~30°时，结果不能确定。

尿动力学检查：包括膀胱内压测定和尿流率测定，膀胱内压测定主要观察逼尿肌的反射以及患者控制或抑制这种反射的能力，膀胱内压力的测定可以区别患者是因为非抑制性逼尿肌收缩还是 SUI 而引起的尿失禁。尿流率测定可以了解膀胱排尿速度和排空能力。

尿道膀胱镜检查和超声检查可辅助诊断。

【鉴别诊断】

急迫性尿失禁在症状和体征上最易与压力性尿失禁混淆，可通过尿动力学检查来鉴别明确诊断。

【治疗】

（一）非手术治疗

用于轻、中度压力性尿失禁治疗和手术治疗前后的辅助治疗。非手术治疗包括盆底肌肉锻炼、盆底电刺激、膀胱训练、α-肾上腺素能激动剂和阴道局部雌激素治疗。30%～60%的患者经非手术治疗能改善症状，并治愈轻度的压力性尿失禁。产后进行 Kegel 锻炼对产后尿失禁的妇女有所帮助。

（二）手术治疗

压力性尿失禁的手术方法很多，有100余种。目前公认的"金标准"术式为耻骨后膀胱尿道悬吊术和阴道无张力尿道中段悬吊带术。因阴道无张力尿道中段悬吊带术更为微创，现已成为一线手术治疗方法。压力性尿失禁的手术治疗一般在患者完成生育后进行。

1. 耻骨后膀胱尿道悬吊术

手术操作在腹膜外（Retzins 间隙）进行，缝合膀胱颈和近端尿道两侧的筋膜至耻骨联合或 Cooper 韧带（Burch 手术）而提高膀胱尿道连接处的角度。Burch 手术应用稍多，有开腹途径、腹腔镜途径和"缝针法"。手术适用于解剖型压力性尿失禁。手术后1年治愈率为85%～90%，随着时间推移会稍有下降。

2. 阴道无张力尿道中段悬吊带术

除解剖型压力性尿失禁外，尿道内括约肌障碍型压力性尿失禁和合并有急迫性尿失禁的混合性尿失禁也为该手术适应证。悬吊带术可用自身筋膜或合成材料。合成材料的悬吊带术现已成为一线治疗压力性尿失禁的方法，术后1年治愈率在90%左右，最长术后11年随诊的治愈率在70%以上。

以 Kelly 手术为代表的阴道前壁修补术方法简单，通过对尿道近膀胱颈部折叠筋膜缝合达到增加膀胱尿道阻力作用，一直为治疗压力性尿失禁的主要术式。但解剖学和临床效果均较差，术后1年治愈率约30%，并随时间推移而下降，目前已不再作为治疗压力性尿失禁的有效术式。

第四节　生殖道瘘

由于各种原因导致生殖器与其毗邻器官之间形成异常通道称为生殖道瘘。临床上以尿瘘，又称泌尿生殖瘘最常见，其次为粪瘘。两者可同时存在，称混合性瘘。

一、尿瘘

尿瘘指生殖道与泌尿道之间形成异常通道，尿液自阴道排出，不能控制。尿瘘可发生在生殖道与泌尿道之间的任何部位，根据解剖位置分为膀胱阴道瘘、尿道阴道瘘、膀胱尿道阴道瘘、膀胱宫颈瘘、膀胱宫颈阴道瘘、输尿管阴道瘘及膀胱子宫瘘。

【病因】

常见尿瘘为产伤和盆腔手术损伤所致的膀胱阴道瘘和输尿管阴道瘘。尿道阴道瘘通常是尿道憩室、阴道前壁膨出或压力性尿失禁的手术并发症。

（一）产伤

产伤曾经作为引起尿瘘的主要原因，如今在发达国家已不存在，现仅发生在医疗条件落后的地区。根据发病机制分为：

1. 坏死型尿瘘

由于骨盆狭窄、胎儿过大或胎位异常所致头盆不称，产程延长，特别是第二产程延长者，阴道前壁、膀胱、尿道被挤压在胎头和耻骨联合之间，导致局部组织缺血坏死形成尿瘘。

2. 创伤型尿瘘

产科助产手术，尤其产钳助娩直接损伤。创伤型尿瘘远多于坏死型尿瘘。

（二）妇科手术损伤

经腹手术和经阴道手术损伤均有可能导致尿瘘。通常是由于手术时分离组织粘连，伤及膀胱、输尿管或输尿管末端游离过度，造成膀胱阴道瘘和输尿管阴道瘘。主要原因是术后输尿管血供减少引发迟发性缺血性坏死。

（三）其他

外伤、放射治疗后、膀胱结核、晚期生殖泌尿道肿瘤、子宫托安放不当、局部药物注射治疗等均能导致尿瘘。

【临床表现】

（一）漏尿

产后或盆腔手术后出现阴道无痛性持续性流液是最常见、最典型的临床症状。根据瘘孔的位置，可表现为持续漏尿、体位性漏尿、压力性尿失禁或膀胱充盈性漏尿等，如较高位的膀胱瘘孔患者在站立时无漏尿，而平卧时则漏尿不止；瘘孔极小者在膀胱充盈时方漏尿；一侧输尿管阴道瘘由于健侧输尿管的尿液进入膀胱，因此在漏尿同时仍有自主排尿。漏尿发生的时间也因病因不同而有区别，坏死型尿瘘多在产后及手术后 3~7 日开始漏尿；手术直接损伤者术后即开始漏尿；腹腔镜下子宫切除中使用能量器械所致的尿瘘常在术后 1~2 周发生；根治性子宫切除的患者常在术后 10~21 日发生尿瘘，多为输尿管阴道瘘；放射损伤所致漏尿发生时间晚且常合并粪瘘。

（二）外阴瘙痒和疼痛

局部刺激、组织炎症增生及感染和尿液刺激、浸渍，可引起外阴部痒和烧灼痛，外阴呈皮炎改变。若一侧输尿管下段断裂而致阴道漏尿，由于尿液刺激阴道一侧顶端，周围组织引起增生，妇科检查可触及局部增厚。

（三）尿路感染

合并尿路感染者有尿频、尿急、尿痛及下腹部不适等症状。

【诊断】

应仔细询问病史、手术史、漏尿发生时间和漏尿表现。首先需要明确的是漏出的液体为尿液，可通过生化检查来比较漏出液与尿液、血液中的电解质和肌酐来明确。尿液中的电解质和肌酐水平应为血液中的数倍，若漏出液中的电解质和肌酐水平接近尿液则高度怀疑有尿瘘可能。

大瘘孔时阴道检查即可发现，小瘘孔则通过触摸瘘孔边缘的瘢痕组织也可初步诊断。如患者系盆腔手术后，检查未发现瘘孔，仅见尿液自阴道穹隆一侧流出，多为输尿管阴道瘘。检查暴露不满意时，患者可取胸膝卧位，用单叶拉钩将阴道后壁向上拉开，可查见位于阴道上段或近穹隆处的瘘孔。下列辅助检查可协助明确诊断：

（一）亚甲蓝试验

将 3 个棉球逐一放在阴道顶端、中 1/3 处和远端。用稀释的亚甲蓝溶液 300ml 充盈膀胱，然后逐一取出棉球，根据蓝染海绵是在阴道上、中、下段估计瘘孔的位置。若染色液体经阴道壁小孔流出为膀胱阴道瘘；自宫颈口流出为膀胱宫颈瘘或膀胱子宫瘘；海绵无色或黄染提示可能输尿管阴道瘘。未见蓝染又临床怀疑瘘的存在，可重置三个棉球后嘱患者走动 30 分钟再取出棉球查看。

（二）靛胭脂试验

静脉推注靛胭脂 5ml，5~10 分钟见蓝色液体自阴道顶端流出者为输尿管阴道瘘。

（三）膀胱镜、输尿管镜检查

了解膀胱容积、黏膜情况，有无炎症、结石、憩室，明确瘘孔的位置、大小、数目及瘘孔和膀胱三角的关系等。从膀胱向输尿管插入输尿管导管或行输尿管镜检查，可以明确输尿管受阻的部位。

（四）影像学检查

静脉肾盂造影为静脉注入造影剂，于注射后动态观察和泌尿系统摄片，根据肾盂、输尿管及膀胱显影情况，了解肾脏功能、输尿管通畅情况，有助于输尿管阴道瘘及膀胱阴道瘘的诊断。逆行输尿管肾盂造影对于静脉肾盂造影没有发现的输尿管阴道瘘有辅助诊断作用。64 层螺旋 CT 尿路造影（CTU）通过 1 次屏气 6~10 秒，即可清楚地显示肾盂、输尿管及膀胱的全貌，已成为一种新的、非侵入性检查尿瘘的方法。

（五）肾图

能了解肾功能和输尿管功能情况。

【治疗】

手术修补为主要治疗方法。非手术治疗仅限于分娩或手术后 1 周内发生的膀胱阴道瘘和输尿管小瘘孔，留置导尿管于膀胱内或在膀胱镜下插入输尿管导管，4 周至 3 个月有愈合可能。由于长期放置导尿管会刺激尿道黏膜引起疼痛，并且干扰患者的日常活动，影响患者的生活质量，因此，膀胱阴道瘘如采用非手术治疗则建议行耻骨上膀胱造瘘，进行膀胱引流。长期放置引流管拔除前，应重复诊断检查（如亚甲蓝试验）明确瘘孔是否愈合。引流期间，要经常对病情进行评价。引流的同时保证患者营养和液体的摄入，促进瘘孔愈合。治疗中要注意治疗外阴皮炎和泌尿系统感染，改善患者生活质量。绝经后妇女可以给予雌激素，促进阴道黏膜上皮增生，有利于伤口愈合。对于术后早期出现的直径仅数毫米的微小尿瘘瘘孔，15%~20% 的患者可以非手术治疗自行愈合。对于瘘管已经形成并且上皮化者，非手术治疗则通常失败。

手术治疗要注意时间的选择。直接损伤的尿瘘应尽早手术修补；其他原因所致尿瘘应等待 3 个月，待组织水肿消退、局部血液供应恢复正常再行手术；瘘修补失败后至少应等待 3 个月后再次手术。由于放疗所致的尿瘘可能需要更长的时间形成结痂，因此有学者推荐 12 个月后再修补。手术后的瘘孔，需要等待数周，病灶周围炎症反应消退，瘢痕软化并有良好的血供后方可修补。该段时间内需要进行抗泌尿系统感染治疗，对绝经后患者可补充雌激素治疗。

膀胱阴道瘘和尿道阴道瘘手术修补首选经阴道手术，不能经阴道手术或复杂尿瘘者，应选择经腹或经腹–阴道联合手术。

输尿管阴道瘘的治疗取决于位置和大小。小的瘘孔通常在放置输尿管支架后能自然愈合，但不适用于放疗后瘘孔。如果瘘孔接近输尿管膀胱入口处，可行输尿管膀胱植入术。如果输尿管瘘孔距离膀胱有一定距离，切除含瘘孔的一段输尿管，断端行输尿管端端吻合术。放置输尿管导管者，术后一般留置 3 个月。

【预防】

绝大多数尿瘘可以预防，提高产科质量，预防产科因素所致的尿瘘是关键。疑有损伤者，留置导尿管 10 日，保证膀胱空虚，有利于膀胱受压部位血液循环恢复，预防尿瘘发生。妇科手术时，对盆腔粘连严重、恶性肿瘤有广泛浸润等估计手术困难时，术前经膀胱镜放入输尿管导管，使术中易于辨认。即使是容易进行的全子宫切除术，术中也须明确解剖关系后再行手术操作。术中发现输尿管或膀胱损伤，必须及时修补。使用子宫托须定期取出。子宫颈癌进行放射治疗时注意阴道内放射源的安放和固定，放射剂量不能过大。

二、粪瘘

粪瘘指肠道与生殖道之间的异常通道，最常见的是直肠阴道瘘。可以根据瘘孔在阴道的位置，将其分为低位、中位和高位瘘。

【病因】

（一）产伤

可因胎头在阴道内停滞过久，直肠受压坏死而形成粪瘘。粗暴的难产手术操作、手术损伤导致Ⅲ度会阴撕裂，修补后直肠未愈合及会阴撕裂后缝合缝线穿直肠黏膜未发现也可导致直肠阴道瘘。

（二）盆腔手术损伤

行子宫切除术或严重盆腔粘连分离手术时易损伤直肠，瘘孔位置一般在阴道穹隆处。

（三）感染性肠病

如克罗恩病或溃疡性结肠炎是引起直肠阴道瘘的另一重要原因。炎性肠病多数累及小肠，但结肠和直肠也可发生。

（四）先天畸形

为非损伤性直肠阴道瘘，生殖道发育畸形的手术易发生直肠阴道瘘。

（五）其他

长期安放子宫托不取、生殖器恶性肿瘤晚期浸润或放疗，均可导致粪瘘。

【临床表现】

阴道内排出粪便为主要症状。瘘孔大者，成形粪便可经阴道排出，稀便时呈持续外流。瘘孔小者，阴道内可无粪便污染，但肠内气体可自瘘孔经阴道排出，稀便时则从阴道流出。

【诊断】

根据病史、症状及妇科检查不难诊断。阴道检查时，大的粪瘘显而易见，小的粪瘘在阴道后壁可见瘘孔处有鲜红的肉芽组织，用食指行直肠指诊，可以触及瘘孔，如瘘孔极小，用一探针从阴道肉芽样处向直肠方向探查，直肠内手指可以触及探针。阴道穹隆处小的瘘孔、小肠和结肠阴道瘘需行钡剂灌肠检查方能确诊，必要时可借助下消化道内镜检查。如果诊断成立，则要针对其原发病因采取相应的内科或外科处理措施。一旦通过内科手段使疾病得到控制，瘘孔可能会自行愈合。

【治疗】

手术修补为主要治疗方法。手术损伤者应术中立即修补，手术方式可以经阴道、经直肠或经开腹途径完成瘘的修补。手术方式的选择主要根据形成瘘管的原因、位置与大小，是否存在多个瘘管，以及医师的手术经验和技巧。瘘修补术主要是切除瘘管，游离周围组织后进行多层缝合。高位巨大直肠阴道瘘合并尿瘘者、前次手术失败阴道瘢痕严重者，应先行暂时性乙状结肠造瘘，再行修补手术。

粪瘘手术应掌握手术时机。先天性粪瘘应在患者 15 岁左右月经来潮后再行手术，过早手术容易造成阴道狭窄。压迫坏死性粪瘘，应等待 3~6 个月后再行手术修补。术前严格肠道准备，同时口服肠道抗生素。术后给予静脉高营养，同时口服肠蠕动抑制药物。5~7 日后逐渐从进水过渡饮食。保持会阴清洁。

【预防】

原则上与尿瘘的预防相同。分娩时注意保护会阴，防止会阴Ⅳ度裂伤发生。会阴缝合后常规进行肛门指诊，发现有缝线穿透直肠黏膜，应立即拆除重新缝合。

第三章　外阴肿瘤

外阴肿瘤包括良性肿瘤和恶性肿瘤。鳞状上皮内病变与外阴鳞状细胞癌关系密切，其中高级别鳞状上皮内病变为癌前病变，故在本章一并介绍。

第一节　外阴良性肿瘤

外阴良性肿瘤较少见，主要有来源于上皮的外阴乳头瘤、汗腺腺瘤及来源于中胚叶的纤维瘤、脂肪瘤、平滑肌瘤和神经纤维瘤，而淋巴管瘤、血管瘤等罕见。

一、外阴乳头瘤

常见于围绝经期和绝经后妇女，症状有外阴肿物和瘙痒。肿物多发生于大阴唇，呈多个或单个乳头状突出皮肤表面，可有破溃、出血和感染。需与疣状乳头状瘤、外阴湿疣、外阴癌等鉴别。因 2%～3% 有恶变倾向，应行局部肿瘤切除，术时行快速病理检查，有恶变者应扩大手术范围。

二、纤维瘤

由成纤维细胞增生而成。常单发，多位于大阴唇，初起为皮下硬结，继而可增大，形成光滑、质硬的带蒂肿块，大小不一，表面可有溃疡和坏死。切面为致密、灰白色纤维结构。肿瘤恶变少见。治疗原则为沿肿瘤局部切除。

三、汗腺瘤

汗腺瘤是一种表皮内的汗腺肿瘤，由汗腺上皮增生而成。较少见，常发生于青春期，与激素有关，可伴有下眼睑及颧骨部位病灶。呈多发的淡黄色丘疹样隆起，边界清楚，生长缓慢，直径在 1~2cm 内。确诊需活检。小病灶可行激光治疗，较大的病灶可行手术切除。

四、脂肪瘤

来自大阴唇或阴阜脂肪组织，生长缓慢。位于皮下组织内，质软，呈分叶状，大小不等，也可形成带蒂肿物。小脂肪瘤无需处理；肿瘤较大，有不适症状、影响活动或性生活者，需手术切除。

五、平滑肌瘤

来源于外阴平滑肌、毛囊立毛肌或血管平滑肌。多见于生育期妇女。常位于大阴唇、阴蒂及小阴唇，突出于皮肤表面，表面光滑，质硬，可活动。治疗原则为手术切除。

第二节　外阴鳞状上皮内病变

外阴鳞状上皮内病变指与 HPV 感染相关的临床和病理改变，或有进展为浸润癌潜在风险的局限于外阴鳞状上皮内的一组病变。多见于 45 岁左右妇女，近年在年轻妇女中有增加趋势。约 50% 的患者伴有其他部位的上皮内病变，约 38% 患者的病变可自行消退，仅 2%~4% 进展为浸润癌。

【命名及病理】

外阴鳞状上皮内病变以往称为外阴鳞状上皮内瘤变（VIN）、原位癌、外阴鲍文病和 Queyral 增殖性红斑。2014 年世界卫生组织（WHO）女性生殖器肿瘤分类将外阴鳞状上皮内病变分为：低级别鳞状上皮内病变、高级别鳞状上皮内病变和分化型外阴上皮内瘤变。其主要病理特征为上皮层内细胞有不同程度的增生伴核异型、核分裂增加，排列紊乱。

（一）低级别鳞状上皮内病变

以往称为普通型 VIN Ⅰ、轻度不典型增生、扁平湿疣、不典型挖空细胞等。与低危和高危型 HPV 感染均相关，是 HPV 感染所致的临床表现和病理改变。多见于年轻女性，超过 30% 的病例合并下生殖道其他部位上皮内病变（以宫颈部位最常见）。病变常常自行退化，进展为浸润癌的风险极低。

（二）高级别鳞状上皮内病变

包括以往所称的 VIN Ⅱ（中度不典型增生）、VIN Ⅲ（重度不典型增生）、原位癌、鲍文病、鲍文样不典型增生等。多发生于绝经前女性，绝大部分为 HPV16 型感染所致，若不治疗进展为浸润癌的风险很高。局部完全切除后的复发率为 15%；若切缘受累，则复发率达高 50%。

（三）分化型外阴上皮内瘤变

以往称为分化型 VIN、单纯性原位癌。和 HPV 感染无关，可能系突变所致。多发生于老年女性，常伴硬化性苔藓、扁平苔藓，有时伴有角化型鳞癌。虽然进展为浸润癌的风险尚不清楚，但一旦发生，常在半年以内进展为浸润癌。

【临床表现】

症状无特异性，多表现为外阴瘙痒、皮肤破损及溃疡。部分患者无症状。病变可发生于外阴任何部位，最常见外阴病变为丘疹、斑点、斑块或乳头状疣，单个或多个，呈灰白、粉红色、少数为略高出皮肤的黑色素沉着，严重者可弥漫状覆盖整个外阴。

【诊断】

确诊需依据病理学检查。对任何可疑病灶应作多点活组织病理检查，也可在阴道镜下定点活检。取材时应注意避免遗漏浸润癌，采用局部涂抹 3%~5% 醋酸或 1%甲苯胺蓝，有助于提高病灶活检的准确率。需与外阴湿疹、外阴白色病变、痣、黑色素瘤、棘皮瘤等疾病相鉴别。生殖道 HPV 检测可协助诊断。

【处理】

治疗目的在于消除病灶，缓解症状，阻断浸润癌发生。治疗决策时应综合考虑：①疾病因素：包括患者年龄、症状，病变的位置和大小、病理类型、病变级别；②治疗方式对外阴形态和功能的影响。从而制定个体化方案。

（一）低级别鳞状上皮内病变的处理

若无明显症状可暂不予治疗，定期随访。有症状者，可选择局部用药，如咪喹莫特软膏、5-氟尿嘧啶软膏、1%西多福韦。激光治疗适用于病灶广泛的年轻患者。

（二）高级别鳞状上皮内病变的处理

病灶局限的病变可采用病灶局部表浅切除术，切缘超过病灶外至少 0.5cm。较大融合型病灶或病变较广泛或为多灶性，尤其疑为浸润癌时，可考虑行外阴皮肤切除术。病变累及阴蒂周围或肛周可采用 CO_2 激光消融术。

（三）分化型外阴上皮内瘤变的处理

由于病变会迅速发展为浸润癌，需彻底切除病灶，老年、病灶广泛的患者可采用单纯外阴切除术，手术切除范围包括外阴皮肤及部分皮下组织，不切除会阴筋膜。合并外阴浸润癌者，则按外阴癌处理。

【随访】

各类外阴鳞状上皮内病变治疗后均有不同程度的复发率，复发的高危因素为高级别病变、切缘阳性、高危 HPV 持续感染等，所以治疗后应定期随访。

第三节　外阴恶性肿瘤

外阴恶性肿瘤占女性生殖道原发恶性肿瘤的 3% ~ 5%，以鳞状细胞癌最常见，其他包括恶性黑色素瘤、基底细胞癌、前庭大腺癌、疣状癌、肉瘤等。

一、外阴鳞状细胞癌

外阴鳞状细胞癌占全部外阴恶性肿瘤的 80% ~ 90%，主要发生于绝经后妇女，年轻女性发病率有升高趋势。

【发病相关因素】

与以下因素相关：①人乳头瘤病毒（HPV）感染：40% ~ 60% 的外阴癌与 HPV 感染相关，其中 16 型感染超过 50%；②非 HPV 感染相关病变，如外阴硬化性苔癣、分化型外阴鳞状上皮内瘤变等。

【病理】

癌灶为浅表溃疡或硬结节，可伴感染、坏死、出血，周围皮肤可增厚及色素改变。镜下见多数外阴鳞癌分化好，有角化珠和细胞间桥。前庭和阴蒂部位的病灶倾向于分化差或未分化，常有淋巴管和神经周围的侵犯。

【临床表现】

（一）症状

最常见的症状是外阴瘙痒、局部肿块或溃疡，合并感染或较晚期癌可出现疼痛、渗液和出血。

（二）体征

癌灶以大阴唇最多见，其次为小阴唇、阴蒂、会阴、尿道口、肛门周围等。

若已转移至腹股沟淋巴结，可扪及增大、质硬、固定淋巴结。

【转移途径】

直接浸润、淋巴转移较常见，晚期可经血行播散。

（一）直接浸润

癌灶逐渐增大，沿皮肤及邻近黏膜浸润至尿道、阴道、肛门，晚期可累及膀胱、直肠等、

（二）淋巴转移

癌细胞通常沿淋巴管扩散，汇入腹股沟浅淋巴结，再至腹股沟深淋巴结，进入髂外、闭孔和髂内淋巴结，最终转移至腹土动脉旁淋巴结和左锁骨下淋巴结。肿瘤一般向同侧淋巴结转移，但中线部位的癌灶常向两侧转移并可绕过腹股沟浅淋巴结直接至腹股沟深淋巴结，外阴后部及阴道下段癌可避开腹股沟浅层淋巴结而直接转移至盆腔淋巴结。若癌灶累及尿道、阴道、直肠、膀胱可直接转移至盆腔淋巴结。

（三）血行播散

晚期经血行播散至肺、骨等。

【诊断】

诊断主要根据下述几个方面进行全面评估：①病史及症状结合妇科检查：早期可为外阴结节或小溃疡、晚期可累及全外阴伴溃破、出血、感染。应注意病灶部位、大小、质地、活动度、色素改变，与邻近器官关系（尿道、阴道、肛门直肠有无受累）及双侧腹股沟区是否有肿大的淋巴结，并应仔细检查阴道、宫颈以排除有无肿瘤。②组织学检查：是确诊外阴癌的唯一方法。对一切外阴赘生物、溃疡和可疑病灶均需尽早做活组织病理检查，取材应有足够的深度，建议包含邻

近的正常皮肤及皮下组织，可在阴道镜指引下在可疑病灶部位活检。③其他：外阴细胞学检查、影像检查（超声、磁共振、CT、全身 PET-CT）、膀胱镜和直肠镜检查、HPV 检测、血清 HIV 检测等有助于诊断。

【分期】

采用国际妇产科联盟的手术病理分期（FIGO，2009 年）。

【治疗】

早期肿瘤以手术为主，局部晚期肿瘤手术结合放化疗，转移病例姑息、对症及支持治疗。对早期患者在不影响预后的前提下，尽量缩小手术范围，最大限度保留外阴的正常结构，以提高生活质量。

（一）手术治疗

1. 早期肿瘤（Ⅰ期和小病灶Ⅱ期）

先行病灶活检，根据病变大小及浸润深度分期，然后按分期决定术式。要求手术切缘距离肿瘤边缘至少 1cm，深度应达会阴深筋膜（一般 2~3cm），即位于阔筋膜水平面且覆盖耻骨联合的筋膜层。ⅠA 期行外阴局部扩大切除术，术后随访即可。ⅠB 期者根据病灶位置决定术式：①单侧病变（病灶距外阴中线行局部广泛切除术或改良广泛外阴切除术及单侧腹股沟淋巴结评估（前哨淋巴结绘图活检或单侧腹股沟/股淋巴结切除术）中线部位病变（前部或后部），行局部广泛切除术或改良广泛外阴切除术及双侧腹股沟/股淋巴结评估（前哨淋巴结绘图活检或双侧腹股沟/股淋巴结切除术）。术后均根据原发灶及淋巴结的病理结果决定辅助治疗。

2. 局部晚期肿瘤（病灶>4cm 的Ⅱ期和Ⅲ期）

腹股沟淋巴结和外阴病灶分步处理。先行影像学评估和淋巴结病理检查，再根据结果采取个体化的手术或与放化疗结合的综合治疗。

3. 肿瘤转移超出盆腔

可考虑局部控制或姑息性外照射放疗和（或）全身治疗，或者采用最佳的支持治疗。

（二）放射治疗

虽然鳞癌对放射治疗较敏感，但外阴皮肤对放射线耐受性极差，易发生放射皮肤反应（肿胀、糜烂、剧痛），难以达到放射根治剂量。因此，外阴癌放射治疗常用于：①术前辅助治疗；②转移淋巴结区域照射；③术后辅助治疗。

（三）化学药物或靶向治疗

多用于同步放化疗及晚期癌或复发癌的综合治疗。常用化疗药物：铂类、紫杉醇、氟尿嘧啶、丝裂霉素 C、吉西他滨等，常采用静脉注射或局部动脉灌注。靶向治疗药物：埃罗替尼、帕姆单抗等。

【随访及预后】

术后应定期随访。外阴癌的预后与分期有关，其中以淋巴结转移最为密切。

二、外阴恶性黑色素瘤

外阴恶性黑色素瘤较少见，居外阴原发恶性肿瘤的第 2 位（2%~4%）。肿瘤恶性程度高，预后差。多见于 65~75 岁妇女，常诉外阴瘙痒、出血、色素沉着范围增大。病灶常位于小阴唇，其次是阴蒂周围，呈痣样、结节状生长、有色素沉着（肿瘤多为棕褐色或蓝黑色），可伴溃疡。诊断需活组织病理检查。分期参照皮肤恶性黑色素瘤 Clark 分期、Chung 分期和 Breslow 分期系统。治疗：①手术：真皮层浸润≤1mm 者，手术切缘距离病变边缘至少 1cm，不必行淋巴结切除术；真皮层浸润>1mm 者，手术切缘应距离病变边缘至少 2~3cm，并切除腹股沟淋巴结；②免疫治疗：可选用 α-干扰素、免疫检测点抑制剂等，后者目前 FDA 批准应用于临床的有 PD-1/PD-L1 抑制剂、CTLA4 基因工程单克隆抗体，可用于术前后辅助治疗或不能手术的晚期患者；③化疗：一般用于晚期患者的姑息治疗。

三、外阴基底细胞癌

外阴基底细胞癌罕见，发病平均年龄 70 岁。病灶多位于大阴唇，其次是小阴唇、阴蒂和阴唇系带，可有局部瘙痒或无症状，病灶呈湿疹或癣样改变伴有色素沉着，亦可呈结节状肿物。因症状不典型，诊断常延误，确诊需做活组织病理检查。应检查全身皮肤有无基底细胞癌。外阴基底细胞癌是一种局限于真皮层内、生长缓慢的肿瘤，可行病灶广泛局部切除，手术切缘应距离病变边缘至少1cm，不需行腹股沟淋巴结切除术。

第四章　子宫颈肿瘤

子宫颈肿瘤包括良性肿瘤和恶性肿瘤。子宫颈癌是最常见的妇科恶性肿瘤，起源于子宫颈上皮内病变，两者病因相同，均为高危型 HPV 感染所致。

第一节　子宫颈鳞状上皮内病变

子宫颈鳞状上皮内病变，是与子宫颈浸润癌密切相关的一组子宫颈病变，常发生于 25~35 岁妇女。大部分低级别鳞状上皮内病变可自然消退，但高级别鳞状上皮内病变具有癌变潜能。子宫颈鳞状上皮内病变反映了子宫颈癌发生发展中的连续过程，通过筛查发现子宫颈鳞状上皮内病变，及时治疗高级别病变，是预防子宫颈浸润癌行之有效的措施。

【发病相关因素】

子宫颈鳞状上皮内病变和子宫颈癌与人乳头瘤病毒（human papilloma vims, HPV）感染、多个性伴侣、吸烟、性生活过早（<16 岁）、性传播疾病、经济状况低下、口服避孕药和免疫抑制等因素相关。

（一）HPV 感染

目前已知 HPV 共有 160 多个型别，40 余种与生殖道感染有关，其中 13~15 种与子宫颈鳞状上皮内病变和子宫颈癌发病密切相关。已在接近 90% 的子宫颈鳞状上皮内病变和 99% 的子宫颈癌组织发现有高危型 HPV 感染，其中约 70% 与 HPV16 和 18 型相关。高危型 HPV 产生病毒癌蛋白，其中 E6 和 E7 分别作用于宿主细胞的抑癌基因 $p53$ 和 Rb 使之失活或降解，继而通过一系列分子事件导致癌变。接种 HPV 预防性疫苗可以实现子宫颈癌的一级预防。

（二）性行为及分娩次数

多个性伴侣、初次性生活<16 岁、早年分娩、多产与子宫颈癌发生有关。与有阴茎癌、前列腺癌或其性伴侣曾患子宫颈癌的高危男子性接触的妇女，也易患子宫颈癌。

（三）其他

吸烟可增加感染 HPV 效应，屏障避孕法有一定的保护作用。

【子宫颈组织学特点】

子宫颈上皮由子宫颈阴道部鳞状上皮和子宫颈管柱状上皮组成。

（一）子宫颈阴道部鳞状上皮

由深至浅可分为基底带、中间带及浅表带 3 个带。基底带由基底细胞和旁基底细胞组成。基底细胞为储备细胞，无明显细胞增殖表现，在某些因素刺激下可以增生，也可以增生成为不典型鳞状细胞或分化为成熟鳞状细胞。旁基底细胞为增生活跃的细胞，偶见核分裂象。中间带与浅表带为完全不增生的分化细胞，细胞渐趋死亡、脱落。

（二）子宫颈管柱状上皮

柱状上皮为分化良好细胞，而柱状上皮下细胞为储备细胞，具有分化或增殖能力。

（三）转化区

也称为移行带，因其位于子宫颈鳞状上皮与柱状上皮交接部，又称为鳞-柱状交接部或鳞-柱交接。鳞-柱状交接部又分为原始鳞-柱状交接部和生理鳞-柱状交接部。

在胎儿期，来源于泌尿生殖窦的鳞状上皮向头侧生长，至子宫颈外口与子宫颈管柱状上皮相邻，形成原始鳞-柱状交接部。青春期后，在雌激素作用下，子宫颈发育增大，子宫颈管黏膜组织向尾侧移动，即子宫颈管柱状上皮及其下的间质成分到达子宫颈阴道部，使原始鳞-柱状交接部外移。原始鳞-柱状交接的内侧，由于覆盖的子宫颈管单层柱状上皮菲薄，其下间质透出呈红色，外观呈细颗粒状的红色区，称为柱状上皮异位。由于肉眼观似糜烂，过去称为"宫颈糜烂"，实际上并非真性糜烂；此后，在阴道酸性环境或致病菌作用下，外移的柱状上皮由原始鳞-柱状交接部的内侧向子宫颈口方向逐渐被鳞状上皮替代，形成新的鳞-柱状交接部，即生理鳞-柱状交接部。原始鳞-柱状交接部和生理鳞-柱状交接部之间的区域，称为转化区。在转化区形成过程中，新生的鳞状上皮覆盖子宫颈腺管口或伸入腺管，将腺管口堵塞，腺管周围的结缔组织增生或形成瘢痕压迫腺管，使腺管变窄或堵塞，腺体分泌物潴留于腺管内形成囊肿，称为子宫颈腺囊肿。子宫颈腺囊肿可作为辨认转化区的一个标志。绝经后雌激素水平下降，子宫颈萎缩，原始鳞-柱状交接部退回至子宫颈管内。转化区表面被覆的柱状上皮被鳞状上皮替代的机制有：①鳞状上皮化生：暴露于子宫颈阴道部的柱状上皮受阴道酸性影响，柱状上皮下未分化储备细胞开始增殖，并逐渐转化为鳞状上皮，继之柱状上皮脱落，被复层鳞状细胞所替代；②鳞状上皮化：子宫颈阴道部鳞状上皮直接长入柱状上皮与其基底膜之间，直至柱状上皮完全脱落而被鳞状上皮替代。

转化区成熟的化生鳞状上皮对致癌物的刺激相对不敏感，但未成熟的化生鳞状上皮却代谢活跃，在人乳头瘤病毒等的作用下，发生细胞异常增生、分化不良、排列紊乱、细胞核异常、有丝分裂增加，最后形成子宫颈鳞状上皮内病变。

【病理学诊断和分级】

子宫颈鳞状上皮内病变既往称为"子宫颈上皮内瘤变"（cervical intraepithe-lial neoplasia，CIN），分为 3 级。WHO 女性生殖器肿瘤分类（2014）建议采用与细胞学分类相同的二级分类法（即低级别鳞状上皮内病变和高级别鳞状上皮内病变），低级别鳞状上皮内病变相当于 CIN1，高级别鳞状上皮内病变包括 CIN3 和大部分 CIN2。CIN2 可用 p16 免疫组化染色进行分流，p16 染色阴性者按低级别鳞状上皮内病变处理，阳性者按高级别鳞状上皮内病变处理。二级分类法简便实用，提高了病理诊断的可重复性，较好地反映了 HPV 相关病变的生物学过程，能更好地指导临床处理及判断预后。

低级别鳞状上皮内病变：鳞状上皮基底及副基底样细胞增生，细胞核极性轻度紊乱，有轻度异型性，核分裂象少，局限于上皮下 1/3 层，p16 染色阴性或在上皮内散在点状阳性。

高级别鳞状上皮内病变：细胞核极性紊乱，核浆比例增加，核分裂象增多，异型细胞扩展到上皮下 2/3 层甚至全层，P16 在上皮>2/3 层面内呈弥漫连续阳性。

【临床表现】

无特殊症状。偶有阴道排液增多，伴或不伴臭味。也可在性生活或妇科检查后发生接触性出血。检查子宫颈可光滑，或仅见局部红斑、白色上皮，或子宫颈糜烂样表现，未见明显病灶。

【诊断】

（一）子宫颈细胞学检查

是子宫颈鳞状上皮内病变及早期子宫颈癌筛查的基本方法，细胞学检查特异性高，但敏感性较低。可选用巴氏涂片法或液基细胞涂片法（详见第三十四章第三节"生殖道脱落细胞学检查"）。筛查应在性生活开始 3 年后开始，或 21 岁以后开始，并定期复查。子宫颈细胞学检查的报告形式主要有 TBS（the Bethesda system）分类系统，该系统较好地结合了细胞学、组织学与临床处理方案，推荐使用。

（二） HPV 检测

敏感性较高，特异性较低。可与细胞学检查联合应用于 25 岁以上女性的子宫颈癌筛查；也可用于 21～25 岁女性细胞学初筛为轻度异常的分流，当细胞学为意义未明的不典型鳞状细胞（ASCUS）时进行高危型 HPV 检测，阳性者行阴道镜检查，阴性者 12 个月后行细胞学检查；也可作为 25 岁以上女性的子宫颈癌初筛，阳性者用细胞学分流，阴性者常规随访。

（三） 阴道镜检查

筛查发现有异常，如细胞学 ASCUS 伴 HPV 检测阳性、或细胞学低级别鳞状上皮内病变及以上、或 HPV 检测 16/18 塑阳性者，建议行阴道镜检查。

（四） 子宫颈活组织检查

是确诊子宫颈鳞状上皮内病变的可靠方法。任何肉眼可疑病灶，或阴道镜诊断为高级别病变者均应行单点或多点活检。若需要了解子宫颈管的病变情况，应行子宫颈管搔刮术（endocervical curettage，ECC）。

（五） 低级别鳞状上皮内病变

约60%会自然消退，细胞学检查为低级别鳞状上皮内病变及以下者可仅观察随访。在随访过程中病变发展或持续存在 2 年者宜进行治疗。细胞学为高级别鳞状上皮内病变，阴道镜检查充分者可采用冷冻和激光等消融治疗；若阴道镜检查不充分、或不能排除高级别鳞状上皮内病变、或 ECC 阳性者采用子宫颈锥切术。

（六） 高级别鳞状上皮内病变

可发展为浸润癌，需要治疗。阴道镜检查充分者可用子宫颈锥切术或消融治疗；阴道镜检查不充分者宜采用子宫颈锥切术，包括子宫颈环形电切除术（loop electrosurgical excision procedure，LEEP）和冷刀锥切术。经子宫颈锥切确诊、年龄较大、无生育要求、合并有其他妇科良性疾病手术指征的高级别鳞状上皮内病变也可行筋膜外全子宫切除术。

【妊娠合并子宫颈鳞状上皮内病变】

妊娠期间，增高的雌激素使柱状上皮外移至子宫颈阴道部，转化区的基底细胞出现不典型增生改变；妊娠期免疫功能可能低下，易患 HPV 感染。诊断时应注意妊娠时转化区的基底细胞可有核增大、深染等发现，细胞学检查易误诊，但产后 6 周可恢复正常。大部分妊娠期患者为低级别鳞状上皮内病变，仅约 14% 为高级别鳞状上皮内病变妊娠期 S1L 仅作观察，产后复查后再处理。

第二节 子宫颈癌

子宫颈癌是最常见的妇科恶性肿瘤。高发年龄为 50~55 岁。由于子宫颈癌筛查的普及，得以早期发现和治疗子宫颈癌和癌前病变，其发病率和死亡率明显下降。

【发病相关因素】

同"子宫颈鳞状上皮内病变"。

【组织发生和发展】

子宫颈鳞状上皮内病变形成后继续发展，突破上皮下基底膜，浸润间质，形成子宫颈浸润癌。

【病理】

（一）浸润性鳞状细胞癌

占子宫颈癌的 75%~80%。

1. 巨检

微小浸润性鳞状细胞癌肉眼观察无明显异常，或类似子宫颈柱状上皮异位。随病变发展，可形成 4 种类型。

（1）外生型：最常见，癌灶向外生长呈乳头状或菜花样，组织脆，触之易出血。常累及阴道。

（2）内生型：癌灶向子宫颈深部组织浸润，子宫颈表面光滑或仅有柱状上皮异位，子宫颈肥大变硬，呈桶状。常累及宫旁组织。

（3）溃疡型：上述两型癌组织继续发展合并感染坏死，脱落后形成溃疡或空洞，似火山口状。

（4）颈管型：癌灶发生于子宫颈管内，常侵入子宫颈管和子宫峡部供血层及转移至盆腔淋巴结。

2. 显微镜检

（1）微小浸润性鳞状细胞癌：指在高级别鳞状上皮内病变（CIN 3）基础上镜检发现小滴状、锯齿状癌细胞团突破基底膜，浸润间质。诊断标准见临床分期。

（2）浸润性鳞状细胞癌：指癌灶浸润间质范围超出微小浸润癌，多呈网状或团块状浸润间质。根据癌细胞核的多形性与大小及核分裂程度等可将鳞状细胞癌分为高（Ⅰ级）、中（Ⅱ级）、低分化（Ⅲ级）3 种，这种分级法可能提供了肿瘤对化疗和放疗相关的预后信息，但目前更倾向于分为角化型和非角化型。角化型：大致相当于高分化鳞癌，细胞体积大，有明显角化珠形成，可见细胞间桥，细胞异型性较轻，无核分裂或核分裂罕见。非角化型：大致相当于中分化和低分化鳞癌。细胞体积大或较小，可有单细胞角化但无角化珠，细胞间桥不明显，细胞异型性常明显，核分裂象多见。除上述最常见的两种亚型外还有以下多种亚型：乳头状鳞状细胞癌、基底细胞样鳞状细胞癌、湿疣样癌、疣状癌、鳞状移形细胞癌和淋巴上皮样瘤样癌。

（二）腺癌

近年来子宫颈腺癌的发生率有上升趋势，占子宫颈癌的20%~25%。

1. 巨检

来自子宫颈管内，浸润管壁；或自子宫颈管内向子宫颈外口突出生长；常可侵犯宫旁组织；病灶向子宫颈管内生长时，子宫颈外观可正常，但因子宫颈管膨大，形如桶状。

2. 显微镜检

（1）普通型宫颈腺癌：最常见的组织学亚型，约占宫颈腺癌的90%。虽然来源于子宫颈管柱状黏液细胞、偶尔间质内可见黏液池形成，但肿瘤细胞内见不到明确黏液，胞浆双嗜性或嗜酸性。镜下见腺体结构复杂、呈筛状和乳头状，腺上皮细胞增生呈复层，核异型性明显，核分裂象多见。该亚型绝大部分呈高-中分化。

（2）黏液性腺癌：该亚型的特征是细胞内可见明确黏液，又进一步分为胃型、肠型、印戒细胞样和非特指型。其中，高分化的胃型腺癌，既往称为微偏腺癌，虽然分化非常好，但几乎是所有宫颈腺癌中预后最差的一种亚型，5年生存率仅为普通宫颈腺癌的一半。

（三）其他

少见类型如腺鳞癌、腺样基底细胞癌、绒毛状管状腺癌、内膜样癌等上皮性癌，神经内分泌肿瘤，间叶性肿瘤等。

【转移途径】

主要为直接蔓延和淋巴转移，血行转移极少见。

（一）直接蔓延

最常见，癌组织向邻近器官及组织扩散。常向下累及阴道壁，极少向上累及宫腔。向两侧扩散可累及主韧带及子宫颈旁、阴道旁组织直至骨盆壁；癌灶压迫或侵及输尿管时，可引起输尿管阻塞及肾积水。晚期可向前、后蔓延侵及膀胱或直肠。

（二）淋巴转移

癌灶侵入淋巴管，形成瘤栓，随淋巴液引流进入局部淋巴结。淋巴转移一级组包括子宫旁、闭孔、髂内、髂外、髂总、骶前淋巴结；二级组包括腹股沟深浅淋巴结、腹主动脉旁淋巴结。

（三）血行转移

极少见，晚期可转移至肺、肝或骨骼等。

【临床分期】

采用国际妇产科联盟（FIGO，2009 年）的临床分期标准。临床分期在治疗前进行，治疗后不再更改。

【临床表现】

早期子宫颈癌常无明显症状和体征。子宫颈管型患者因子宫颈外观正常易漏诊或误诊。随病变发展，可出现以下表现：

（一）症状

1. 阴道流血

常表现为接触性出血，即性生活或妇科检查后阴道流血。也可表现为不规则阴道流血，或经期延长、经量增多。老年患者常为绝经后不规则阴道流血。出血量根据病灶大小、侵及间质内血管情况而不同，若侵蚀大血管可引起大出血。一般外生型癌出血较早，量多；内生型癌出血较晚。

2. 阴道排液

多数患者有白色或血性、稀薄如水样或米泔状、有腥臭味的阴道排液。晚期患者因癌组织坏死伴感染，可有大量米泔样或脓性恶臭白带。

3. 晚期症状

根据癌灶累及范围出现不同的继发性症状。如尿频、尿急、便秘、下肢肿痛等；癌肿压迫或累及输尿管时，可引起输尿管梗阻、肾盂积水及尿毒症；晚期可有贫血、恶病质等全身衰竭症状。

（二）体征

微小浸润癌可无明显病灶，子宫颈光滑或糜烂样改变。随病情发展，可出现不同体征。外生型子宫颈癌可见息肉状、菜花状赘生物，常伴感染，质脆易出血；内生型表现为子宫颈肥大、质硬、子宫颈管膨大；晚期癌组织坏死脱落，形成溃疡或空洞伴恶臭。阴道壁受累时，可见赘生物生长或阴道壁变硬；宫旁组织受累时，双合诊、三合诊检查可扪及子宫颈旁组织增厚、结节状、质硬或形成冰冻骨盆状。

【诊断】

早期病例的诊断应采用子宫颈细胞学检查和（或）HPV检测、阴道镜检查、子宫颈活组织检查的"三阶梯"程序，确诊依据为组织学诊断。检查方法同本章第一节"子宫颈鳞状上皮内病变"。子宫颈有明显病灶者，可直接在癌灶取材。

对子宫颈活检为高级别鳞状上皮内病变但不能除外浸润癌者、或活检为可疑微小浸润癌需要测量肿瘤范围或除外进展期浸润癌者，需行子宫颈锥切术。切除组织应作连续病理切片（24~36张）检查。

确诊后根据具体情况选择胸部X线或CT平扫、静脉肾盂造影、膀胱镜检查、直肠镜检查、超声检查及盆腔或腹腔增强CT或磁共振、PET-CT等影像学检查。

【鉴别诊断】

主要依据子宫颈活组织病理检查，与有类似临床症状或体征的各种子宫颈病变鉴别。包括：①子宫颈良性病变：子宫颈柱状上皮异位、子宫颈息肉、子宫颈子宫内膜异位症和子宫颈结核性溃疡等；②子宫颈良性肿瘤：子宫颈管肌瘤、子宫颈乳头瘤等；③子宫颈转移性癌等。

【处理】

根据临床分期、患者年龄、生育要求、全身情况、医疗技术水平及设备条件等，综合考虑制定适当的个体化治疗方案。采揪手术和放疗为主、化疗为辅的综合治疗。

（一）手术治疗

手术的优点是年轻患者可保留卵巢及阴道功能。主要用于早期子宫颈癌（ⅠA～ⅡA期）患者。①ⅠA1期：无淋巴脉管间隙浸润者行筋膜外全子宫切除术，有淋巴脉管间隙浸润者按ⅠA2期处理。②ⅠA2期：行改良广泛性子宫切除术及盆腔淋巴结切除术或考虑前哨淋巴结绘图活检。③ⅠB1期和ⅡA1期：行广泛性子宫切除术及盆腔淋巴结切除术或考虑前哨淋巴结绘图活检，必要时行腹主动脉旁淋巴取样。④部分ⅠB2期和ⅡA2期：行广泛性子宫切除术及盆腔淋巴结切除术和选择性腹主动脉旁淋巴结取样；或同期放、化疗后行全子宫切除术；也有采用新辅助化疗后行广泛性子宫切除术及盆腔淋巴结切除术和选择性腹主动脉旁淋巴辑取样。未绝经、<45岁的鳞癌患者可保留卵巢。要求保留生育功能的年轻患者，ⅠA1期无淋巴脉管间隙浸润者可行子宫颈锥形切除术（至少3mm阴性切缘）；ⅠA1期有淋巴脉管间隙浸润和ⅠA2期可行子宫颈锥形切除术加盆腔淋巴结切除术或考虑前哨淋巴结绘图活检，或和ⅠB1期处理相同；一般推荐肿瘤直径<2cm的ⅠB1期行广泛性子宫颈切除术及盆腔淋巴结切除术或考虑前哨淋巴结绘图活检，但若经腹或腹腔镜途径手术，肿瘤直径也可扩展至2～4cm。

（二）放射治疗

①根治性放疗：适用于部分 I B2 期和 II A2 期和 II B~ I VA 期患者和全身情况不适宜手术的 I A1~ I B1/ II A1 期患者；②辅助放疗：适用于手术后病理检查发现有中、高危因素的患者；③姑息性放疗：适用于晚期患者局部减瘤放疗或对转移病灶姑息放疗。放射治疗包括体外照射和腔内放疗。外照射放疗以三维适形放疗及调强放疗为主，主要针对子宫、宫旁及转移淋巴结。腔内放疗多采用铱-192（^{192}Ir）高剂量率腔内及组织间插值放疗，主要针对宫颈、阴道及部分宫旁组织给以大剂量照射。外照射和腔内放疗的合理结合，使病变部位的剂量分布更符合肿瘤生物学特点，可提高局部控制率。

（三）全身治疗

包括全身化疗和靶向治疗、免疫治疗。化疗主要用于晚期、复发转移患者和根治性同期放化疗，也可用于手术前后的辅助治疗。常用抗癌药物有顺铂、卡铂、紫杉醇、拓扑替康等，多采用静脉联合化疗，也可用动脉局部灌注化疗。靶向药物主要是贝伐珠单抗，常与化疗联合应用。方案如顺铂/紫杉醇/贝伐珠单抗、顺钿/紫杉醇、拓扑替康/紫杉醇/贝伐珠单抗、卡铂/紫杉醇方案等。免疫治疗如 PD-1/PD-L1 抑制剂等也已在临床试用中。

【预后】

与临床期别、病理类型等密切相关，有淋巴结转移者预后差。

【随访】

治疗后 2 年内应每 3~6 个月复查 1 次；3~5 年内每 6 个月复查 1 次；第 6 年开始每年复查 1 次。随访内容包括妇科检查、阴道脱落细胞学检查、胸部 X 线摄片、血常规及子宫颈鳞状细胞癌抗原（SC-CA）、超声、CT 或磁共振等。

【预防】

子宫颈癌是可以预防的肿瘤。①推广 HPV 预防性疫苗接种（一级预防），通过阻断 HPV 感染预防子宫颈癌的发生；②普及、规范子宫颈癌筛查，早期发现子宫颈鳞状上皮内病变（二级预防）；及时治疗高级别病变，阻断子宫颈浸润癌的发生（三级预防）；③开展预防子宫颈癌知识宣教，提高预防性疫苗注射率和筛查率，建立健康的生活方式。

【子宫颈癌合并妊娠】

较少见。妊娠期出现阴道流血时，在排除产科因素引起的出血后，应做详细的妇科检查，对子宫颈可疑病变作子宫颈细胞学检查、HPV 检测、阴道镜检查，必要时行子宫颈活检明确诊断。因子宫颈锥切可能引起出血、流产和早产，只有在细胞学和组织学提示可能是浸润癌时，才作子宫颈锥切。

治疗方案的选择取决于患者期别、孕周和本人及家属对维持妊娠的意愿，采用个体化治疗。对于不要求维持妊娠者，其治疗原则和非妊娠期子宫颈癌基本相同。对于要求维持妊娠者，妊娠 20 周之前经锥切确诊的 Ⅰ A1 期可以延迟治疗，一般不影响孕妇的预后，其中锥切切缘阴性可延迟到产后治疗；妊娠 20 周之前诊断的 Ⅰ A2 期及其以上患者应终止妊娠并立即接受治疗。妊娠 28 周后诊断的各期子宫颈癌可以延迟至胎儿成熟再行治疗。对于妊娠 20~28 周诊断的患者，可以根据患者及家属的意愿采用延迟治疗或终止妊娠立即接受治疗，延迟治疗至少不明显影响 Ⅰ A2 期及 Ⅰ B1 期子宫颈癌的预后。Ⅰ B2 期及以上期别决定延迟治疗者，建议采用新辅助化疗来延缓疾病进展。在延迟治疗期间，应密切观察病情，如肿瘤进展，应及时终止妊娠。除 Ⅰ A1 期外，延迟治疗应在妊娠 34 周前终止妊娠。分娩方式一般采用子宫体部剖宫产。

第五章　子宫肿瘤

子宫肿瘤有良性和恶性之分。常见的良性肿瘤为子宫平滑肌瘤，常见的恶性肿瘤为子宫内膜癌和子宫肉瘤。

第一节　子宫肌瘤

子宫肌瘤是女性生殖器最常见的良性肿瘤，由平滑肌及结缔组织组成。常见于 30~50 岁妇女，20 岁以下少见。据尸检统计，30 岁以上妇女约 20% 有子宫肌瘤。因肌瘤多无症状或很少有症状，临床报道发病率远低于肌瘤真实发病率。

【发病相关因素】

确切病因尚未明了。因肌瘤好发于生育期，青春期前少见，绝经后萎缩或消退，提示其发生可能与女性激素相关。生物化学检测证实肌瘤中雌二醇的雌酮转化明显低于正常肌组织；肌瘤中雌激素受体浓度明显高于周边肌组织，故认为肌瘤组织局部对雌激素的高敏感性是肌瘤发生的重要因素之一。此外，研究还证实孕激素有促进肌瘤有丝分裂、刺激肌瘤生长的作用。细胞遗传学研究显示 25%~50% 子宫肌瘤存在细胞遗传学的异常，包括 12 号和 14 号染色体长臂片段相互换位、12 号染色体长臂重排、7 号染色体长臂部分缺失等。分子生物学研究提示子宫肌瘤是由单克隆平滑肌细胞增殖而成，多发性子宫肌瘤是由不同克隆平滑肌细胞增殖形成。

【分类】

(一) 按肌瘤生长部位

分为宫体肌瘤 (约90%) 和宫颈肌瘤 (约10%)。

(二) 按肌瘤与子宫肌壁的关系

分为3类:

1. 肌壁间肌瘤

占60%~70%, 肌瘤位于子宫肌壁间, 周围均被肌层包围。

2. 浆膜下肌瘤

约占20%, 肌瘤向子宫浆膜面生长, 并突出于子宫表面, 肌瘤表面仅由子宫浆膜覆盖。若瘤体继续向浆膜面生长, 仅有一蒂与子宫相连, 称为带蒂浆膜下肌瘤, 营养由蒂部血管供应。若血供不足肌瘤可变性坏死。若蒂扭转断裂, 肌瘤脱落形成游离性肌瘤。若肌瘤位于子宫体侧壁向宫旁生长突出于阔韧带两叶之间, 称为阔韧带肌瘤。

3. 黏膜下肌瘤

占10%~15%。肌瘤向宫腔方向生长, 突出于宫腔, 表面仅为子宫内膜覆盖。黏膜下肌瘤易形成蒂, 在宫腔内生长犹如异物, 常引起子宫收缩, 肌瘤可被挤出宫颈外口而突入阴道。

子宫肌瘤常为多个, 各种类型的肌瘤可发生在同一子宫, 称为多发性子宫肌瘤。

【病理】

(一) 巨检

肌瘤为实质性球形包块, 表面光滑, 质地较子宫肌层硬, 压迫周围肌壁纤维形成假包膜，肌瘤与假包膜间有一层疏松网状间隙，故易剥出。肌瘤长大或多个相融合时，呈不规则形状。切面呈灰白色，可见漩涡状或编织状结构。颜色和硬度与纤维结缔组织多少有关。

（二）镜检

主要由梭形平滑肌细胞和不等量纤维结缔组织构成。肌细胞大小均匀，排列成漩涡状或棚状，核为杆状；极少情况下尚有一些特殊的组织学类型，如富细胞性、奇异型、核分裂活跃、上皮样平滑肌瘤及静脉内和播散性腹膜平滑肌瘤等，这些特殊类型平滑肌瘤的性质及恶性潜能尚有待确定。

【肌瘤变性】

肌瘤变性是肌瘤失去原有的典型结构。常见的变性有：

（一）玻璃样变

又称透明变性，最常见。肌瘤剖面漩涡状结构消失，由均匀透明样物质取代。镜下见病变区肌细胞消失，为均匀透明无结构区。

（二）囊性变

子宫肌瘤玻璃样变继续发展，肌细胞坏死液化即可发生囊性变，此时子宫肌瘤变软，很难与妊娠子宫或卵巢囊肿区别。肌瘤内出现大小不等的囊腔，其间有结缔组织相隔，数个囊腔也可融合成大囊腔，腔内含清亮无色液体，也可凝固成胶冻状。镜下见囊腔为玻璃样变的肌瘤组织构成，内壁无上皮覆盖。

（三）红色变性

多见于妊娠期或产褥期，为肌瘤的一种特殊类塑坏死，发生机制不清，可能与肌瘤内小血管退行性变引起血栓及溶血、血红蛋白渗入肌纤维间有关。患者可有剧烈腹痛伴恶心、呕吐、发热，白细胞计数升高，检查发现肌瘤增大、压痛。

肌瘤剖面为暗红色/如半熟的牛肉，质软，漩涡状结构消失。镜检见组织高度水肿，假包膜内大静脉及瘤体内小静脉血栓形成，广泛出血伴溶血，肌细胞减少，细胞核常溶解消失，并有较多脂肪小球沉积。

（四）肉瘤样变

较少见，仅为 0.4%~0.8%，多见于绝经后子宫肌瘤伴疼痛和出血的患者。没有证据表明绝经前快速增长的肌瘤有肉瘤变的可能，但若绝经后妇女肌瘤增大仍应警惕恶变可能。肌瘤恶变后，组织变软且脆，切面灰黄色，似生鱼肉状，与周围组织界限不清。镜下见平滑肌细胞增生活跃，排列紊乱，漩涡状结构消失，细胞有异型性，核分裂像易见（>10 个/10HPF），并可出现肿瘤细胞凝固性坏死。

（五）钙化

多见于蒂部细小、血供不足的浆膜下肌瘤以及绝经后妇女的肌瘤。常在脂肪变性后进一步分解成甘油三酯，再与钙盐结合，沉积在肌瘤内。X 线摄片可清楚看到钙化阴影。镜下可见钙化区为层状沉积，呈圆形，有深蓝色微细颗粒。

【临床表现】

（一）症状

多无明显症状，仅在体检时发现。症状与肌瘤部位、大小和有无变性相关，而与肌瘤数目关系不大。常见症状有：

1. 经量增多及经期延长

经量增多及经期延长是子宫肌瘤最常见的症状。多见于大的肌壁间肌瘤及黏膜下肌瘤，肌瘤使宫腔增大，子宫内膜面积增加并影响子宫收缩，此外肌瘤可能使肿瘤附近的静脉受挤压，导致子宫内膜静脉丛充血与扩张，从而引起经量增多、经期延长。黏膜下肌瘤伴有坏死感染时，可有不规则阴道流血或血样脓性排液。长期经量增多可继发贫血，出现乏力、心悸等症状。

2. 下腹包块

肌瘤较小时在腹部摸不到肿块，当肌瘤逐渐增大使子宫超过 3 个月妊娠期时，可从腹部触及。较大的黏膜下肌瘤可脱出于阴道外，患者可因外阴脱出肿物就诊。

3. 白带增多

肌壁间肌瘤使宫腔面积增大，内膜腺体分泌增多，致使白带增多；子宫黏膜下肌瘤一旦感染，可有大量脓样白带。若有溃烂、坏死、出血时，可有血性或脓血性、伴有恶臭的阴道流液。

4. 压迫症状

子宫前壁下段肌瘤可压迫膀胱引起尿频；宫颈肌瘤可引起排尿困难、尿潴留；子宫后壁肌瘤可引起便秘等症状。阔韧带肌瘤或宫颈巨大肌瘤向侧方发展，嵌入盆腔内压迫输尿管使上泌尿道受阻，造成输尿管扩张甚至肾盂积水。

5. 其他

包括下腹坠胀、腰酸背痛。肌瘤红色样变时有急性下腹痛，伴呕吐、发热及肿瘤局部压痛；浆膜下肌瘤蒂扭转可有急性腹痛；子宫黏膜下肌瘤由宫腔向外排出时也可引起腹痛。黏膜下肌瘤和引起宫腔变形的肌壁间肌瘤可引起不孕或流产。

（二）体征

与肌瘤大小、位置、数目及有无变性相关。较大肌瘤可在下腹部扪及实质性肿块。妇科检查扪及子宫增大，表面不规则单个或多个结节状突起。浆膜下肌瘤可扪及单个实质性球状肿块与子宫有蒂相连。黏膜下肌瘤位于宫腔内者子宫均匀增大，脱出于宫颈外口者，阴道窥器检查即扪石到宫颈口处有肿物，粉红色，表面光滑，宫颈外口边缘清楚。若伴感染时可有坏死、出血及脓性分泌物。

【诊断及鉴别诊断】

根据病史、体征和超声检查，诊断多无困难。超声检查能区分子宫肌瘤与其他盆腔肿块。磁共振检查可准确判断肌瘤大小、数目和位置。若有需要，还可选择宫腔镜、腹腔镜、子宫输卵管造影等协助诊断。子宫肌瘤应与下列疾病鉴别：

（一）妊娠子宫

肌瘤囊性变时质地较软，应注意与妊娠子宫相鉴别。妊娠者有停经史及早孕反应，子宫随停经月份增大变软，借助尿或血 hCG 测定、超声检查可确诊。

（二）卵巢肿瘤

多无月经改变，肿块多呈囊性，位于子宫一侧。注意实质性卵巢肿瘤与带蒂浆膜下肌瘤鉴别，肌瘤囊性变与卵巢囊肿鉴别。注意肿块与子宫的关系，可借助超声检查协助诊断，必要时腹腔镜检查可明确诊断。

（三）子宫腺肌病

可有子宫增大、月经增多等。局限型子宫腺肌病类似子宫肌壁间肌瘤，质硬。但子宫腺肌病继发性痛经明显，子宫多呈均匀增大，较少超过 3 个月妊娠子宫大小。超声检查及外周血 CA125 检测有助于诊断。但有时两者可以并存。

（四）子宫恶性肿瘤

1. 子宫肉瘤

好发于老年妇女，生长迅速，多有腹痛、腹部包块及不规则阴道流血，超声及磁共振检查有助于鉴别，但通常术前较难明确诊断。

2. 子宫内膜癌

以绝经后阴道流血为主要症状，好发于老年女性，子宫呈均匀增大或正常。应注意 IM 绝经期妇女肌瘤可合并子宫内膜癌。诊刮或宫腔镜检查有助于鉴别。

3. 子宫颈癌

有不规则阴道流血及白带增多或不正常阴道排液等症状，外生型较易鉴别，内生型宫颈癌应与宫颈黏膜下肌瘤鉴别。可借助于超声检查、宫颈脱落细胞学检查、HPV 检测、宫颈活检、宫颈管搔刮等鉴别。

（五）其他

卵巢子宫内膜异位囊肿、盆腔炎性包块、子宫畸形等，可根据病史、体征及超声等影像学检查鉴别。

【治疗】

治疗应根据患者年龄、症状和生育要求，以及肌瘤的类型、大小、数目全面考虑。

（一）观察

无症状肌瘤一般不需治疗，特别是近绝经期妇女。绝经后肌瘤多可萎缩和症状消失。每3~6 个月随访一次，若出现症状可考虑进一步治疗。

（二）药物治疗

适用于症状轻、近绝经年龄或全身情况不宜手术者。

1. 促性腺激素释放激素类似物

采用大剂量连续或长期非脉冲式给药，可抑制 FSH 和 LH 分泌，降低雌激素至绝经后水平，以缓解症状并抑制肌瘤生长使其萎缩，但停药后又逐渐增大。用药后可引起绝经综合征，长期使用可引起骨质疏松等副作用，故不推荐 K 期用药。应用指征：①缩小肌瘤以利于妊娠；②术前用药控制症状、纠正贫血；③术前用药缩小肌瘤，降低手术难度，或使经阴道或腹腔镜手术成为可能；④对近绝经妇女，提前过渡到自然绝经，避免手术。一般应用长效制剂，每月 1 次。

2. 其他药物

米非司酮, 每日 10mg 或 12.5mg 口服, 可作为术前用药或提前绝经使用。但不宜长期使用, 因其拮抗孕激素后, 子宫内膜长期受雌激素刺激, 增加子宫内膜病变的风险。

(三) 手术治疗

手术适应证: ①因肌瘤导致月经过多, 致继发贫血; ②严重腹痛、性交痛或慢性腹痛、有蒂肌瘤扭转引起的急性腹痛; ③肌瘤体积大压迫膀胱、直肠等引起相应症状; 因肌瘤造成不孕或反复流产; ⑤疑有肉瘤变。

手术方式:

1. 肌瘤切除术

适用于希望保留生育功能的患者, 包括肌瘤经腹剥除、黏膜下肌瘤和突向宫腔的肌壁间肌瘤宫腔镜下切除、及突入阴道的黏膜下肌瘤阴道内摘除。术后有残留或复发可能。

2. 子宫切除术

不要求保留生育功能或疑有恶变者, 可行子宫切除术, 包括全子宫切除和次全子宫切除。术前应行宫颈细胞学检查, 排除子宫颈鳞状上皮内病变或子宫颈癌。发生于围绝经期的子宫肌瘤要注意排除合并子宫内膜癌。

手术可经腹、经阴道或经宫腔镜及腹腔镜进行。若选择腹腔镜手术行肌瘤剥除或子宫次全切除, 需要使用粉碎器取出切除的肌瘤或子宫体, 因此, 术前应尽可能排除子宫肉瘤或合并子宫内膜癌, 并向患者及家属说明其风险。

(四) 其他治疗

为非主流治疗方法, 主要适用于不能耐受或不愿手术者。

1. 子宫动脉栓塞术

通过阻断子宫动脉及其分支, 减少肌瘤的血供, 从而延缓肌瘤的生长, 缓解症状。但该方法可能引起卵巢功能减退并增加潜在的妊娠并发症的风险，对有生育要求的妇女一般不建议使用。

2. 高能聚焦超声

通过物理能量使肌瘤组织坏死，逐渐吸收或瘢痕化，但存在肌瘤残留、复发，并需要除外恶性病变。类似治疗方法还有微波消融等。

3. 子宫内膜切除术

经宫腔镜切除子宫内膜以减少月经量或造成闭经。

【子宫肌瘤合并妊娠】

肌瘤合并妊娠占肌瘤患者 0.5%～1%，占妊娠 0.3%～0.5%，肌瘤小且无症状者常被忽略，实际发病率高于报道。

肌瘤对妊娠及分娩的影响与肌瘤类型及大小有关。黏膜下肌瘤可影响受精卵着床，导致早期流产；肌壁间肌瘤过大可使宫腔变形或内膜供血不足引起流产。生长位置较低的肌瘤可妨碍胎先露下降，使妊娠后期及分娩时胎位异常、胎盘早剥、产道梗阻等。胎儿娩出后易因胎盘附着面入或排出困难及子宫收缩不良导致产后出血。妊娠期及产褥期肌瘤易发生红色变，通常采用保守治疗，可缓解症状。妊娠合并子宫肌瘤多能自然分娩，但应预防产后出血。若肌瘤阻碍胎儿下降应行剖宫产术，术中是否同时切除肌瘤，需根据肌瘤大小、部位和患者情况而定。

第二节　子宫内膜癌

子宫内膜癌是发生于子宫内膜的一组上皮性恶性肿瘤，以来源于子宫内膜腺体的腺癌最常见。为女性生殖道三大恶性肿瘤之一，占女性全身恶性肿瘤 7%，占女性生殖道恶性肿瘤 20%～30%。近年来发病率在世界范围内呈上升趋势。平均发病年龄为 60 岁，其中 75% 发生于 50 岁以上妇女。

【发病相关因素】

病因不十分清楚。通常将子宫内膜癌分为两种类型，Ⅰ型是雌激素依赖型，其发生可能是在无孕激素拮抗的雌激素长期作用下，发生子宫内膜增生、不典型增生，继而癌变。子宫内膜增生主要分为两类：不伴有不典型的增生和不典型增生，前者属良性病变，后者属癌前病变，有可能发展为癌。Ⅰ型子宫内膜癌多见，均为子宫内膜样癌，患者较年轻，常伴有肥胖、高血压、糖尿病、不孕或不育及绝经延迟，或伴有无排卵性疾病、功能性卵巢肿瘤、长期服用单一雌激素或他莫昔芬等病史，肿瘤分化较好，雌、孕激素受体阳性率高，预后好。基因失活和微卫星不稳定是常见的分子事件。Ⅱ型子宫内膜癌是非雌激素依赖型，发病与雌激素无明确关系。这类子宫内膜癌的病理形态属少见类型，如子宫内膜浆液性癌、透明细胞癌、癌肉瘤等。多见于老年妇女，在癌灶周围可以是萎缩的子宫内膜，肿瘤恶性度高，分化差，雌、孕激素受体多呈阴性或低表达，预后不良。$p53$ 基因突变和 $HER2$ 基因过度表达为常见的分子事件。

近年研究发现，这种子宫内膜癌的二元论分型存在分子特征的交叉，部分病例与病理特征并不完全一致，因此有学者通过基因组序列分析，根据分子特征将子宫内膜癌分为 4 种亚型：POLE 突变型、微卫星不稳定型（MSI）、低拷贝型（CN-low）和高拷贝型（CN-high）。该分子分型对子宫内膜癌的预后有较高的预测价值，POLE 突变型预后较好，而高拷贝型预后最差。

大多数子宫内膜癌为散发性，但约有 5% 与遗传有关，其中关系最密切的遗传综合征是林奇综合征，也称遗传性非息肉结直肠癌综合征，是一种由错配修复基因突变引起的常染色体显性遗传病，与年轻女性的子宫内膜癌发病有关。

【病理】

（一）巨检

不同组织学类型内膜癌的肉眼观无明显区别。大体可分为弥散型和局灶型。

①弥散型：子宫内膜大部或全部为癌组织侵犯，并突向宫腔，常伴有出血、坏死；癌灶也可侵入深肌层或宫颈，若阻塞宫颈管可引起宫腔积脓。②局灶型：多见于宫腔底部或宫角部，癌灶小，呈息肉或菜花状，易浸润肌层。

（二）镜检及病理类型

1. 内膜样癌

占 80%~90%，内膜腺体局度异常增生，上皮复层，并形成筛孔状结构。癌细胞异型明显，核大、不规则、深染，核分裂活跃，分化差的内膜样癌腺体少，腺结构消失，成实性癌块。根据细胞分化程度或实性成分所占比例分为三级，高分化（G1）、中分化（G2）和低分化（G3），低分化肿瘤的恶性程度高。

2. 浆液性癌

占 1%~9%。癌细胞异型性明显，多为不规则复层排列，里乳头状、腺样及实性巢片生长，1/3 可伴砂粒体。恶性程度高，易有深肌层浸润和腹腔播散，以及淋巴结及远处转移，无明显肌层浸润时也可能发生腹腔播散，预后差。

3. 黏液性癌

约占 5%，肿瘤半数以上由胞质内充满黏液的细胞组成，大多腺体结构分化良好，生物学行为与内膜样癌相似，预后较好。

4. 透明细胞癌

占不足 5%，多呈实性片状、腺管样或乳头状排列，细胞质丰富、透亮，核呈异型性，或由靴钉状细胞组成。恶性程度高，易早期转移。

5. 癌肉瘤

较少见，是一种由恶性上皮和恶性间叶成分混合组成的子宫恶性肿瘤，也称恶性米勒管混合瘤，现认为其为上皮来源恶性肿瘤向间叶转化。常见于绝经后妇女。肿瘤体积可以很大，并侵犯子宫肌层，伴出血坏死。镜下见恶性上皮成分通常为米勒管型上皮，间叶成分分为同源性和异源性，后者常见恶性软骨、横纹肌成分，恶性程度高。

【转移途径】

多数子宫内膜癌生长缓慢，局限于内膜或在宫腔内时间较长，部分特殊病理类型（浆液性癌、透明细胞癌、癌肉瘤）和高级别（G3）内膜样癌可发展很快，短期内出现转移。其主要转移途径为直接蔓延、淋巴转移和血行转移。

（一）直接蔓延

癌灶初期沿子宫内膜蔓延生长，向上可沿子宫角波及输卵管，向下可累及宫颈管及阴道。若癌瘤向肌壁浸润，可穿透子宫肌层，累及子宫浆膜，种植于盆腹腔腹膜、直肠子宫陷凹及大网膜等部位。

（二）淋巴转移

为子宫内膜癌的主要转移途径。当肿瘤累及子宫深肌层、宫颈间质或为高级别时，易发生淋巴转移。转移途径与癌肿生长部位有关：宫底部癌灶常沿阔韧带上部淋巴管网经骨盆漏斗韧带转移至腹主动脉旁淋巴结。子宫角或前壁上部病灶沿圆韧带淋巴管转移至腹股沟淋巴结。子宫下段或已累及子宫颈管癌灶的淋巴转移途径与子宫颈癌相同，可累及宫旁、闭孔、髂内、髂外及髂总淋巴结。子宫后壁癌灶可沿宫骶韧带转移至直肠旁淋巴结。约 10% 内膜癌经淋巴管逆行引流累及阴道前壁。

（三）血行转移

晚期患者经血行转移至全身各器官，常见部位为肺、肝、骨等。

【分期】

子宫内膜癌的分期，采用国际妇产科联盟（FIGO，2009 年）修订的手术-病理分期。

【临床表现】

（一）症状

约 90% 的患者出现阴道流血或阴道排液症状。

1. 阴道流血

主要表现为绝经后阴道流血，量一般不多。尚未绝经者可表现为经量增多、经期延长或月经紊乱。

2. 阴道排液

多为血性液体或浆液性分泌物，合并感染则有脓血性排液，恶臭。因异常阴道排液就诊者约占 25%。

3. 下腹疼痛及其他

若肿瘤累及宫颈内口，可引起宫腔积脓，出现下腹胀痛及痉挛样疼痛。肿瘤浸润子宫周围组织或压迫神经可引起下腹及腰骶部疼痛。晚期可出现贫血、消瘦及恶病质等相应症状。

（二）体征

早期患者妇科检查可无异常发现。晚期可有子宫增大，合并宫腔积脓时可有明显压痛，宫颈管内偶有癌组织脱出，触之易出血。癌灶浸润周围组织时，子宫固定或在宫旁扪及不规则结节状物。

【诊断】

（一）病史及临床表现

对于绝经后阴道流血、绝经过渡期月经紊乱，均应排除子宫内膜癌后再按良性疾病处理。对有以下情况的异常阴道流血妇女要警惕子宫内膜癌：①有子宫内膜癌发病高危因素如肥胖、不育、绝经延迟者；②有长期应用雌激素、他莫昔芬或雌激素增高疾病史者；③有乳腺癌、子宫内膜癌家族史者。

（二）影像学检查

经阴道超声检查可了解子宫大小、宫腔形状、宫腔内有无赘生物、子宫内膜厚度、肌层有无浸润及深度，可对异常阴道流血的原因作出初步判断，并为选择进一步检查提供参考。典型子宫内膜癌的超声图像有宫腔内不均回声区，或宫腔线消失、肌层内有不均回声区。彩色多普勒显像可显示丰富血流信号。其他影像学检查更多用于治疗前评估，磁共振成像对肌层浸润深度和宫颈间质浸润有较准确的判断，腹部 CT 可协助判断有无子宫外转移。

（三）诊断性刮宫

是常用而有价值的诊断方法。常行分段诊刮，以同时了解宫腔和宫颈的情况。对病灶较小者，诊断性刮宫可能会漏诊。组织学检查是子宫内膜癌的确诊依据。

（四）宫腔镜检查

可直接观察宫腔及宫颈管内有无癌灶存在，癌灶大小及部位，直视下活检，对局灶型子宫内膜癌的诊断和评估宫颈是否受侵更为准确。

（五）其他

1. 子宫内膜微量组织学或细胞学检查

操作方法简便，国外文献报道其诊断的准确性与诊断性刮宫相

2. 血清 GA125 测定

有子宫外转移者或浆液性癌，血清 CA125 值可升高。也可作为疗效观察的指标。

【鉴别诊断】

绝经后及绝经过渡期异常子宫出血为子宫内膜癌最常见的症状，故子宫内膜癌应与引起阴道流血的各种疾病相鉴别。

（一）萎缩性阴道炎

主要表现为血性白带。检查时可见阴道黏膜变薄、充血或有出血点、分泌物增多等表现。超声检查宫腔内无异常发现，治疗后可好转。必要时可先抗炎治疗后，再作诊断性刮宫。

（二）子宫黏膜下肌瘤或内膜息肉

有月经过多或不规则阴道流血，可行超声检查、宫腔镜检查以及诊断性刮宫以明确诊断。

（三）内生型子宫颈癌、子宫肉瘤及输卵管癌

均可有阴道排液增多或不规则流血。内生型子宫颈癌因癌灶位于宫颈管内，宫颈管变粗、硬或呈桶状。子宫肉瘤可有子宫明显增大、质软。输卵管癌以阴道流血、下腹隐痛、间歇性阴道排液为主要症状，可有附件包块。分段诊刮及影像学检查可协助鉴别。

【治疗】

根据肿瘤累及范围及组织学类型，结合患者年龄及全身情况制定适宜的治疗方案。早期患者以手术为主，术后根据高危因素选择辅助治疗。影响子宫内膜癌预后的高危因素有：非子宫内膜样腺癌、高级别腺癌、肌层浸润超过 1/2、脉管间隙受侵、肿瘤直径大于 2cm、宫颈间质受侵、淋巴结转移和子宫外转移等。晚期患者采用手术、放射、药物等综合治疗。对于影像学评估病灶局限于子宫内膜的高分化的年轻子宫内膜样癌患者，可考虑采用孕激素治疗为主的保留生育功能

治疗。

（一）手术治疗

为首选治疗方法。手术目的：一是进行手术–病理分期，确定病变范围及预后相关因素，二是切除病变子宫及其他可能存在的转移病灶。分期手术步骤包括：①留取腹腔积液或盆腔冲洗液，行细胞学检查；②全面探查盆腹腔，对可疑病变取样送病理检查；③切除子宫及双侧附件，术中常规剖检子宫标本，必要时行冰冻切片检查，以确定肌层侵犯程度；④切除盆腔及腹主动脉旁淋巴结。手术可经腹或腹腔镜途径进行。切除的标本应常规进行病理学检查，癌组织还应行雌、孕激素受体检测，作为术后选用辅助治疗的依据。

病灶局限于子宫体者的基本术式是筋膜外全子宫切除及双侧附件切除术，但对年轻、无高危因素者，可考虑保留卵巢；对于伴有高危因素者应同时行盆腔和腹主动脉旁淋巴结切除，也可以考虑前哨淋巴结绘图活检，以避免系统淋巴结切除引起的并发症。病变侵犯宫颈间质者行改良广泛性子宫切除、双侧附件切除及盆腔和腹主动脉旁淋巴结切除。病变超出子宫者实施肿瘤细胞减灭术，以尽可能切除所有肉眼可见病灶为目的。

（二）放疗

是治疗子宫内膜癌有效方法之一，分近距离照射及体外照射两种。近距离照射多用后装治疗机，放射源多为铱–192、钴–60 或铯–137。体外照射以三维适形放疗及调强放疗为主，常用直线加速器或钴–60 治疗机。

单纯放疗：仅用于有手术禁忌证的患者或无法手术切除的晚期患者。近距离照射总剂量按低剂量率计算为 40~50Gy。体外照射总剂量 40~45Gy。对Ⅰ期、高分化者选用单纯腔内近距离照射外，其他各期均应采用腔内联合体外照射治疗。

放疗联合手术：Ⅱ期、ⅢC 和伴有高危因素的Ⅰ期（深肌层浸润、G3）患者，术后应辅助放疗，可降低局部复发，改善无瘤生存期。对Ⅲ期和Ⅳ期病例，通过手术、放疗和化疗联合应用，可提高疗效。

（三）化疗

为全身治疗，适用于晚期或复发子宫内膜癌，也可用于术后有复发高危因素患者的治疗，以期减少盆腔外的远处转移。常用化疗药物有顺铂、多柔比星、紫杉醇等。可单独或联合应用，也可与孕激素合并应用。子宫浆液性癌术后应常规给予化疗，方案同卵巢上皮性癌。

（四）孕激素治疗

主要用于保留生育功能的早期子宫内膜癌患者，也可作为晚期或复发子宫内膜癌患者的综合治疗方法之一。以高效、大剂量、长期应用为宜，至少应用 12 周方可评定疗效。孕激素受体（PR）阳性者有效率可达 80%。常用药物及用法：醋酸甲羟孕酮 250～500mg/d 口服；甲地孕酮 160～320mg/d 口服；己酸孕酮 500mg 肌内注射，每周 1 次。长期使用可有水钠潴留或药物性肝炎等副作用，停药后可恢复。有血栓性疾病史者慎用。

【预后】

影响预后的因素主要有：①肿瘤的恶性程度及病变范围，包括手术病理分期、组织学类型、肿瘤分级、肌层浸润深度、淋巴转移及子宫外转移等；②患者全身状况；③治疗方案的选择等。

【随访】

治疗后应定期随访，75%~95%复发在术后 2~3 年内。随访内容应包括详细询问病史、盆腔检查、阴道细胞学检查、胸部 X 线摄片、腹盆腔超声、血清 CA125 检测等，必要时可作 CT 及磁共振检查。一般术后 2~3 年内每 3 个月随访 1 次，3 年后每 6 个月 1 次，5 年后每年 1 次。

【预防】

预防措施：①重视绝经后妇女阴道流血和绝经过渡期妇女月经紊乱的诊治；

②正确掌握雌激素应用指征及方法；③对有高危因素的人群，如肥胖、不育、绝经延迟、长期应用雌激素及他莫昔芬等，应密切随访或监测；④加强对林奇综合征妇女的监测，有建议可在30~35岁后开展每年一次的妇科检查、经阴道超声和内膜活检，甚至建议在完成生育后可预防性切除子宫和双侧附件。

第三节　子宫肉瘤

子宫肉瘤少见，恶性程度高，占子宫恶性肿瘤2%~4%，占女性生殖道恶性肿瘤1%。来源于子宫肌层、肌层内结缔组织和内膜间质，也可继发于子宫平滑肌瘤。多见于40岁以上妇女。

【组织发生及病理】

根据不同的组织发生来源，分为单一间叶来源和混合性上皮间叶来源。

（一）子宫平滑肌肉瘤

分为原发性和继发性两种。原发性平滑肌肉瘤是指由具有平滑肌分化的细胞组成的恶性肿瘤，是子宫最常见的恶性间叶性肿瘤，发自子宫肌层或肌壁间血管壁的平滑肌组织。此种肉瘤呈弥漫性生长，与子宫壁之间无明显界限，无包膜。继发性平滑肌肉瘤为原已存在的平滑肌瘤恶变，很少见。肌瘤恶变常自肌瘤中心部分开始，向周围扩展直到整个肌瘤发展为肉瘤，可侵及包膜。通常肿瘤的体积较大，切面为均匀一致的黄色或红色结构，呈鱼肉状或豆渣样；镜下平滑肌肉瘤细胞呈梭形，细胞大小不一致，形态各异，排列紊乱，有核异型，染色质深，核仁明敌，细胞质呈碱性，有时有巨细胞出现。核分裂象>10/10HPF，有凝固性坏死。子宫平滑肌肉瘤易发生血行转移，如肺转移。继发性平滑肌肉瘤的预后比原发性好。

（二）子宫内膜间质肉瘤

来自子宫内膜间质细胞，按照核分裂象、血管侵袭及预后情况分为三种类型。

1. 低级别子宫内膜间质肉瘤

大体见肿瘤呈息肉状或结节状，突向宫腔或侵及肌层，但边界欠清。镜下见子宫内膜间质细胞侵入肌层肌束间，细胞形态大小一致，无明显的不典型和多形性，核分裂象一般<10/10HPF，无坏死或坏死不明显。有向宫旁组织转移倾向，较少发生淋巴及肺转移。复发迟，平均在初始治疗后5年复发。

2. 高级别子宫内膜间质肉瘤

大体见宫壁有多发性息肉状赘生物，侵入宫腔。镜下见肿瘤细胞缺乏均匀一致，具有渗透样浸润性生长方式，肿瘤细胞大，核异型明显，核分裂象通常>10个/10HPF。易子宫外转移，预后差。

3. 未分化子宫肉瘤

大体见侵入宫腔内息肉状肿块，伴有出血坏死。肿瘤细胞分化程度差，细胞大小不一致，核异型明显，核分裂活跃，多伴脉管侵犯。恶性度高，预后差。

（三）腺肉瘤

指含有良性腺上皮成分及肉瘤样间叶成分的恶性肿瘤。多见于绝经后妇女，也可见于青春期或育龄期女性。腺肉瘤呈息肉样生长，突入宫腔，较少侵犯肌层，切面常呈灰红色，伴出血坏死，可见小囊腔。镜下可见被间质挤压呈裂隙状的腺上皮成分，周围间叶细胞排列密集，细胞轻度异型，核分裂不活跃（2~4个/10HPF）。

【转移途径】

有血行播散、直接蔓延及淋巴转移。

【临床表现】

（一）症状

无特异性。早期症状不明显，随着病情发展可出现下列表现：

1. 阴道不规则流血

最常见，量多少不等。

2. 腹痛

肉瘤生长快，子宫迅速增大或瘤内出血、坏死、子宫肌壁破裂引起急性腹痛。

3. 腹部包块

患者常诉下腹部包块迅速增大。

4. 压迫症状及其他

可压迫膀胱或直肠，出现尿频、尿急、尿潴留、大便困难等症状。晚期患者全身消瘦、贫血、低热或出现肺、脑转移相应症状。宫颈肉瘤或肿瘤自宫腔脱出至阴道内，常有大量恶臭分泌物。

（二）体征

子宫增大，外形不规则。宫颈口可有息肉或肌瘤样肿块，呈紫红色，极易出血，继发感染后有坏死及脓性分泌物。晚期肉瘤可累及骨盆侧壁，子宫固定不活动，可转移至肠管及腹腔，但腹腔积液少见。

【诊断】

因子宫肉瘤临床表现与子宫肌瘤及其他恶性肿瘤相似，术前诊断较困难。辅助诊断可选用阴道彩色多普勒超声检查、盆腔磁共振、诊断性刮宫等。确诊依据为组织学检查。

【临床分期】

子宫肉瘤的分期采用国际妇产科联盟（FIGO，2009 年）制定的手术-病理分期。

【治疗】

治疗原则以手术为主。Ⅰ期和Ⅱ期患者行筋膜外子宫及双侧附件切除术。强调子宫应完整切除并取出，术前怀疑肉瘤者，禁用子宫粉碎器。是否行淋巴结切除尚有争议。根据期别和病理类型，术后化疗或放疗有可能提高疗效。Ⅲ期及Ⅳ期应考虑手术、放疗和化疗综合治疗。低级别子宫内膜间质肉瘤孕激素受体多为高表达，大剂量孕激素治疗有一定效果。

【预后】

复发率高，预后差，5 年生存率为 20%～30%。预后与肉瘤类型、恶性程度、肿瘤分期、有无转移及治疗方法有关。继发性子宫平滑肌肉瘤及低级别子宫内膜间质肉瘤预后相对较好；高级别子宫内膜间质肉瘤和未分化子宫肉瘤预后差。

第六章　卵巢肿瘤

卵巢肿瘤是常见的妇科肿瘤，可发生于任何年龄。其中恶性肿瘤早期病变不易发现，晚期病例缺乏有效的治疗手段，致死率居妇科恶性肿瘤首位。

输卵管恶性肿瘤曾被认为是罕见的，但近年来的组织学、分子遗传学的证据表明，曾被归类于卵巢癌或原发性腹膜癌中 40%～60% 可能起源于输卵管，将卵巢、输卵管和原发腹膜肿瘤归于一类疾病更为合理。对于能确认原发部位者，按原发部位命名，而对于无法确认者，归类为"未确定部位肿瘤"。

第一节　卵巢肿瘤概论

卵巢肿瘤组织成分非常复杂，是全身各脏器原发肿瘤类型最多的器官，不同类型的组织学结构和生物学行为，均存在很大差异。

【组织学分类】

根据世界卫生组织（WHO）制定的女性生殖器肿瘤组织学分类（2014 版），卵巢肿瘤分为 14 大类，其中主要组织学类型为上皮性肿瘤、生殖细胞肿瘤、性索-间质肿瘤及转移性肿瘤。

（一）上皮性肿瘤

是最常见的组织学类型，约占 50%～70%。可分为浆液性、黏液性、子宫内膜样、透明细胞、移行细胞（Brenner 瘤）和浆黏液性肿瘤 5 类，各类别依据生物学行为进一步分类，即良性肿瘤、交界性肿瘤（不典型增生肿瘤）和癌。

（二）　生殖细胞肿瘤

为来源于生殖细胞的一组肿瘤，占 20%～40%，可分为畸胎瘤、无性细胞瘤、卵黄囊瘤、胚胎性癌、非妊娠性绒癌、混合型生殖细胞肿瘤等。

（三）　性索-间质肿瘤

来源于原始性腺中的性索及间叶组织，占 5%～8%。可分为纯型间质肿瘤、纯型性索肿瘤和混合型性索-间质肿瘤。

（四）　转移性肿瘤

为继发于胃肠道、生殖道、乳腺等部位的原发性癌转移至卵巢形成的肿瘤。

【恶性肿瘤的转移途径】

直接蔓延、腹腔种植和淋巴转移是卵巢恶性肿瘤的主要转移途径。其转移特点是盆、腹腔内广泛转移灶，包括横膈、大网膜、腹腔脏器表面、壁腹膜等，以及腹膜后淋巴结转移。即使原发部位外观为局限的肿瘤，也可发生广泛转移，其中以上皮性癌表现最为典型。淋巴转移途径有三种方式：①沿卵巢血管经卵巢淋巴管向上至腹主动脉旁淋巴结；②沿卵巢门淋巴管达髂内、髂外淋巴结，经髂总至腹主动脉旁淋巴结；③沿圆韧带进入髂外及腹股沟淋巴结。横膈为转移的好发部位，尤其右膈下淋巴丛密集、最易受侵犯。血行转移少见，晚期可转移到肺、胸膜及肝实质。

【恶性肿瘤分期】

采用国际妇产科联盟（FIGO）的手术病理分期。

【临床表现】

（一）良性肿瘤

肿瘤较小时多无症状，常在妇科检查时偶然发现。肿瘤增大时，感腹胀或腹部扪及肿块。肿瘤长大占满盆、腹腔时，可出现尿频、便秘、气急、心悸等压迫症状。检查见腹部膨隆，叩诊实音，无移动性浊音。双合诊和三合诊检查可在子宫一侧或双侧触及圆形或类圆形肿块，多为囊性，表面光滑，活动，与子宫无粘连。

（二）恶性肿瘤

早期常无症状。晚期主要症状为腹胀、腹部肿块、腹腔积液及其他消化道症状；部分患者可有消瘦、贫血等恶病质表现；功能性肿瘤可出现不规则阴道流血或绝经后出血。妇科检查可扪及肿块多为双侧，实性或囊实性，表面凹凸不平，活动差，常伴有腹腔积液。三合诊检查可在直肠子宫陷凹处触及质硬结节或肿块。有时可扪及上腹部肿块，及腹股沟、腋下或锁骨上肿大的淋巴结。

【并发症】

（一）蒂扭转

为常见的妇科急腹症，约10%卵巢肿瘤可发生蒂扭转。好发于瘤蒂较长、中等大、活动度良好、重心偏于一侧的肿瘤，如成熟畸胎瘤。常在体位突然改变，或妊娠期、产褥期子宫大小、位置改变时发生蒂扭转。卵巢肿瘤扭转的蒂由骨盆漏斗韧带、卵巢固有韧带和输卵管组成。发生急性扭转后，因静脉回流受阻，瘤内充血或血管破裂致瘤内出血，导致瘤体迅速增大。若动脉血流受阻，肿瘤可发生坏死、破裂和继发感染。蒂扭转的典型症状是体位改变后突然发生一侧下腹剧痛，常伴恶心、呕吐甚至休克。双合诊检查可扪及压痛的肿块，以蒂部最明显。

有时不全扭转可自然复位，腹痛随之缓解。治疗原则是一经确诊，尽快行手术。

（二）破裂

约3%卵巢肿瘤会发生破裂。有自发性破裂和外伤性破裂。自发性破裂常因肿瘤浸润性生长穿破囊壁所致。外伤性破裂则在腹部受重击、分娩、性交、盆腔检查及穿刺后引起。症状轻重取决于破裂口大小、流入腹腔囊液的量和性质。小的囊肿或单纯浆液性囊腺瘤破裂时，患者仅有轻度腹痛；大囊肿或畸胎瘤破裂后，患者常有剧烈腹痛伴恶心呕吐。破裂也可导致腹腔内出血、腹膜炎及休克。体征有腹部压痛、腹肌紧张，可有腹腔积液征，盆腔原存在的肿块消失或缩小。诊断肿瘤破裂后应立即手术，术中尽量吸净囊液，并涂片行细胞学检查；彻底清洗盆、腹腔。切除的标本送病理学检查。

（三）感染

较少见。多继发于蒂扭转或破裂。也可来自邻近器官感染灶（如阑尾脓肿）的扩散。患者可有发热、腹痛、腹部压痛及反跳痛、腹肌紧张、腹部肿块及白细胞升高等。治疗原则是抗感染后，手术切除肿瘤。

（四）恶变

肿瘤迅速生长尤其双侧性，应考虑有恶变可能，并应尽早手术。

【诊断】

结合病史和体征，辅以必要的辅助检查确定：①肿块来源是否卵巢；②肿块性质是否为肿瘤；③肿块是良性还是恶性；④可能组织学类型；⑤恶性肿瘤的转移范围。常用的辅助检查有：

（一）影像学检查

①超声检查：可根据肿块的囊性或实性、囊内有无乳头等判断肿块性质，诊

断符合率>90%。彩色多普勒超声扫描可测定肿块血流变化，有助于诊断。②磁共振、CT、PET 检查：磁共振可较好判断肿块性质及其与周围器官的关系，有利于病灶定位及病灶与相邻结构关系的确定；CT 可判断周围侵犯、淋巴结转移及远处转移情况；PET 或 PET-CT 一般不推荐为初次诊断。

（二）肿瘤标志物

①血清 CA125：80%患者的血清 CA125 水平升高，但近半数的早期病例并不升高，不单独用于早期诊断，更多用于病情监测和疗效评估。②血清 AFP：对卵巢卵黄囊瘤有特异性诊断价值。卵巢未成熟畸胎瘤、混合性无性细胞瘤中含卵黄囊成分者，AFP 也可升高。③血清 hCG：对非妊娠性绒癌有特异性。④性激素：卵巢颗粒细胞瘤、卵泡膜细胞瘤产生较高水平雌激素，而浆液性、黏液性囊腺瘤或勃勒纳瘤有时也可分泌一定量雌激素。⑤血清 HE4：与 CA125 联合应用来判断盆腔肿块的良、恶性。

（三）腹腔镜检查

可直接观察肿块外观和盆腔、腹腔及横膈等部位，在可疑部位进行多点活检，抽取腹腔积液行细胞学检查。

（四）细胞学检查

抽取腹腔积液或腹腔冲洗液和胸腔积液，查找癌细胞。

【鉴别诊断】

（一）良性肿瘤与恶性肿瘤的鉴别

见表 6-1。

表 6-1　良性肿瘤和恶性肿瘤的鉴别

鉴别内容	良性肿瘤	恶性肿瘤
病史	病程长，逐渐增大	病程短，迅速增大
体征	多为单侧，活动，囊性，表面光滑，常无腹腔积液	多为双侧，固定；实性或囊实性，表面不平，结节状；常有腹腔积液，多为血性，可查到癌细胞
一般情况	良好	恶病质
超声	为液性暗区，可有间隔光带，边缘清晰	液性暗区内有杂乱光团、光点，或囊实性，肿块边界不清

（二）良性肿瘤的鉴别诊断

1. 卵巢瘤样病变

滤泡囊肿和黄体囊肿最常见。多为单侧，壁薄，直径≤8cm。观察或口服避孕药 2~3 个月，可自行消失；若肿块持续存在或增大，卵巢肿瘤的可能性较大。

2. 输卵管卵巢囊肿

为炎性积液，常有盆腔炎性疾病病史。两侧附件区有不规则条形囊性包块，边界较清，活动受限。

3. 子宫肌瘤

浆膜下肌瘤或肌瘤囊性变，容易与卵巢肿瘤混淆。肌瘤常为多发性，与子宫相连，检查时随宫体及宫颈移动。超声检查可协助鉴别。

4. 腹腔积液

腹腔积液常有肝、心脏、肾病史，平卧时腹部两侧突出如蛙腹，叩诊腹部中间鼓音，腹部两侧浊音，移动性浊音阳性。而巨大卵巢囊肿平卧时腹部中间隆起，叩诊浊音，腹部两侧鼓音，无移动性浊音。超声检查有助于鉴别，但恶性卵巢肿瘤常伴有腹腔积液。

（三）恶性肿瘤的鉴别诊断

1. 子宫内膜异位症

子宫内膜异位症可有粘连性肿块及直肠子宫陷凹结节，有时与恶性肿瘤相混淆。但内异症常有进行性痛经、月经改变。超声检查、腹腔镜检查有助于鉴别。

2. 结核性腹膜炎

因合并腹腔积液和盆腹腔内粘连性块物而与恶性肿瘤相混淆，但结核性腹膜炎常有肺结核史，多发生于年轻、不孕妇女，伴月经稀少或闭经、低热、盗汗等全身症状；肿块位置较高，叩诊时鼓音和浊音分界不清。影像学检查等有助鉴别，必要时行剖腹探查或腹腔镜检查取活检确诊。

3. 生殖道以外的肿瘤

需要与卵巢癌鉴别的肿瘤包括腹膜后肿瘤、直肠癌、乙状结肠癌等。

【治疗】

一经发现，应行手术。手术目的：①明确诊断；②切除肿瘤；③恶性肿瘤进行手术病理分期；④解除并发症。术中应剖检肿瘤，必要时作冰冻切片组织学检查以明确诊断。良性肿瘤可在腹腔镜下手术，而恶性肿瘤一般经腹手术，部分经选择的早期患者也可在腹腔镜下完成分期手术。恶性肿瘤患者术后应根据其组织学类型、细胞分化程度、手术病理分期和残余灶大小决定是否接受辅助性治疗，化疗是主要的辅助治疗。

【恶性肿瘤预后】

最重要的预后因素是肿瘤期别、初次手术后残存灶的大小及病理类型等，期别越早、残存灶越小预后越好，上皮性癌的预后最差。

【恶性肿瘤随访与监测】

恶性肿瘤易复发，应长期随访和监测。一般在治疗后第 1 年，每 3 个月随访一次；第 2 年后每 4~6 个月一次；第 5 年后每年随访一次。随访内容包括询问病史、体格检查、肿瘤标志物检测和影像学检查。血清 CAl25、AFP、hCG 等肿瘤标志物测定根据组织学类型选择。超声是首选的影像学检查，发现异常进一步选择 CT、磁共振和（或）PET-CT 检查等。

【预防】

（一）筛查

主要应用血清 CA125 检测联合盆腔超声检查，但目前还缺乏有循证医学依据的适用普通人群的卵巢、输卵管及原发性腹膜癌筛查方案。

（二）遗传咨询和相关基因检测

对高风险人群的卵巢癌预防有一定意义。建议有卵巢癌、输卵管癌、腹膜癌、或乳腺癌家族史的妇女，需遗传咨询、接受 BRCA 基因检测，对确定有基因突变者，美国国立综合癌症网络（NCCN）建议在完成生育后实施降低卵巢癌风险的预防性双附件切除。对有非息肉结直肠癌、子宫内膜癌、或卵巢癌家族史的妇女行 LynchI Ⅰ型综合征相关的错配修复基因检测，有突变的妇女进行严密监测。

（三）预防性输卵管切除

在实施保留卵巢的子宫切除术时，建议可同时切除双侧输卵管，以降低卵巢癌的风险。

【妊娠合并卵巢肿瘤】

妊娠合并卵巢肿瘤较常见，但合并恶性肿瘤较少。合并良性肿瘤以成熟囊性畸胎瘤及浆液性囊腺瘤居多，占妊娠合并卵巢肿瘤的 90%，合并恶性肿瘤者以无性细胞瘤及浆液性囊腺癌居多。妊娠合并卵巢肿瘤若无并发症一般无明显症状。

早期妊娠时可通过妇科检查发现，中期妊娠以后主要靠超声诊断。中期妊娠时易并发肿瘤蒂扭转，晚期妊娠时肿瘤可引起胎位异常，分娩时肿瘤位置低者可阻塞产道导致难产，或肿瘤破裂。妊娠时因盆腔充血，肿瘤迅速增大，并有肿瘤扩散的风险。

合并良性卵巢肿瘤的处理原则是：发现于早期妊娠者可等待至妊娠 12 周后手术，以免引起流产；发现于妊娠晚期者，可等待至妊娠足月行剖宫产，同时切除肿瘤。诊断或考虑为卵巢恶性肿瘤，应尽早手术，处理原则同非妊娠期。

第二节　卵巢上皮性肿瘤

卵巢上皮性肿瘤为最常见的卵巢肿瘤，占原发性卵巢肿瘤 50%~70%，占卵巢恶性肿瘤 85%~90%。多见于中老年妇女，很少发生在青春期前和婴幼儿。

传统认为，各类卵巢上皮性癌均起源于卵巢表面上皮，根据分化方向分为浆液性癌、黏液性癌及子宫内膜样癌等。但目前认为，卵巢上皮性癌的组织学起源具有多样性：卵巢高级别浆液性癌可能为输卵管上皮内癌形成后脱落种植于卵巢表面后发生，卵巢和腹膜高级别浆液性癌中同时发生输卵管癌的比例高达 35%~78%，其中半数以上为输卵管伞端的原位癌，支持"输卵管起源学说"。低级别浆液性癌也可能由正常输卵管上皮脱落至卵巢表面、内陷形成包涵囊肿后再发生癌变，子宫内膜异位则可能是卵巢透明细胞癌、子宫内膜样癌、浆黏液性癌的组织学来源。但是，卵巢上皮性癌多途径起源的学说还有待更多证据的证实。

根据组织学和生物学行为特征，卵巢上皮性肿瘤分为良性、交界性和恶性。交界性肿瘤的镜下特征为上皮细胞增生活跃、无明显间质浸润，临床特征为生长缓慢、复发迟。近年倾向于将"交界性肿瘤"改称为"不典型增生肿瘤"，因为没有证据显示部分交界性肿瘤（如黏液性肿瘤）有恶性行为。

【发病相关因素】

病因尚不清楚。根据临床病理和分子遗传学特征，卵巢上皮性癌可分成 I 型和Ⅱ型两类。Ⅰ型肿瘤生长缓慢，临床上多为Ⅰ期，预后较好；组织学类型包括低级别浆液性癌、低级别子宫内膜样癌、黏液性癌及透明细胞癌等；以 *KRAS*、*BRAF*、*PIK3CA*、*ERBB2*、*CTNNB1* 及 *PTEN* 基因突变、高频微卫星不稳定性为分子遗传学特征。Ⅱ型肿瘤生长迅速，临床上多表现为进展期，预后不良；组织学类型主要为高级别浆液性癌和高级别子宫内膜样癌，以 *P53* 基因突变为主要分子遗传学特征。

有 10%～15% 的卵巢癌患者可检测到 *BRCA1* 或 *BRCA2* 基因的胚系突变，而高级别浆液性癌者携带的突变比例更高。携带 *BRCA1* 或 *BRCA2* 基因胚系突变妇女的卵巢癌的终身发病风险分别为 39%～46% 和 12%～20%，乳腺癌发病风险为 65%～74%，被称为遗传性乳腺癌-卵巢癌综合征。

【病理】

卵巢上皮性肿瘤组织学类型主要有：

（一）浆液性肿瘤

1. 浆液性囊腺瘤

占卵巢良性肿瘤 25%。多为单侧，囊性，直径>1cm，表面光滑，壁薄，囊内充满淡黄色清亮液体。镜下见囊壁为纤维结缔组织，内衬浆液性单层柱状上皮。当肿瘤上皮间质成分占优势时，称为腺纤维瘤。

2. 交界性浆液性肿瘤

双侧多见，多为囊性，直径常>1cm，囊内壁至少局部呈乳头状生长，少许病例可为卵巢表面乳头。镜下见逐级分支的乳头，浆液性上皮复层化，细胞核有异型，核分裂少见。预后良好。但若在镜下见到以细长无分支的乳头为特征的微乳头变异，则预后较差，与低级别浆液性癌相似。

3. 浆液性癌

占卵巢癌的 75%。多为双侧，体积常较大，可为囊性、多房、囊实性或实性。实性区切面灰白色，质脆，多有出血、坏死。囊内充满质脆乳头，内液清亮、浑浊或血性液体。根据细胞核分级以及核分裂计数，可分为高级别和低级别浆液性癌两类。高级别癌为最常见的组织学类型，约占卵巢癌的 70%。镜下以伴裂隙样空腔的实性生长为主，也可形成乳头、筛孔等结构。细胞核级别高，核分裂象常见（>12 个/10HPF）。预后极差。低级别浆液性癌约为高级别浆液性癌的5%，以伴间质浸润的乳头状生长为主，细胞核级别低，核分裂象<12 个/10HPF（常<5 个/10HPF）。预后远好于高级别癌。

（二）黏液性肿瘤

1. 黏液性囊腺瘤

占卵巢良性肿瘤的 20%、黏液性肿瘤的 80%。多为单侧，圆形或卵圆形，体积较大，表面光滑，灰白色。切面常为多房，囊腔内充满胶冻样黏液，囊内很少有乳头生长。镜下见囊壁为纤维结缔组织，内衬单层黏液柱状上皮；可见杯状细胞及嗜银细胞。

2. 黏液性交界性肿瘤

一般较大，几乎均为单侧，瘤体较大，通常直径>10cm，表面光滑，切面常为多房或海绵状，囊壁增厚，可有细小、质软乳头形成。镜下见胃肠型细胞复层排列，细胞有异型，可形成绒毛状或纤细丝状乳头。

3. 黏液性癌

绝大多数为转移性癌，卵巢原发性黏液癌并不常见，占卵巢癌的 3%～4%。瘤体巨大（中位 18～22cm），单侧，表面光滑，切面多房或实性，可有出血、坏死。镜下见异型黏液性上皮排列成腺管状或乳头状，出现融合性或毁损性间质浸润。

4. 腹膜假黏液瘤

几乎均继发于低级别阑尾黏液肿瘤或高分化黏液癌，继发于其他胃肠道肿瘤或卵巢黏液性肿瘤者极为罕见。以盆腔和（或）腹腔内见丰富的胶冻样黏液团块为特征。多限于腹膜表面生长，一般不浸润脏器实质，镜下以大量黏液内见少许轻中度异型的黏液性上皮为特征。

（三）子宫内膜样肿瘤

良性肿瘤较少见，多为单房，表面光滑，囊壁衬以单层柱状上皮，似正常子宫内膜，间质内可有含铁血黄素的吞噬细胞。交界性肿瘤也很少见。子宫内膜样癌占卵巢癌的 10%～15%。肿瘤多为单侧，较大（平均直径 15cm），切面囊性或实性，有乳头生长，囊液多为血性。镜下特点与子宫内膜癌极相似，多为高分化腺癌，常伴鳞状分化。

【治疗】

（一）卵巢良性肿瘤

根据患者年龄、生育要求及对侧卵巢情况，决定手术范围。年轻、单侧肿瘤行患侧卵巢肿瘤剔除或卵巢切除术，双侧肿瘤应行肿瘤剔除术，绝经后妇女可行子宫及双侧附件切除术。术中应剖检肿瘤，必要时作冰冻切片组织学检查。术中尽可能防止肿瘤破裂，避免瘤细胞种植于腹腔。巨大良性囊性肿瘤可穿刺放液，待体积缩小后取出，但穿刺前须保护穿刺周围组织，以防被囊液污染。放液速度应缓慢，以免腹压骤降发生休克。

（二）卵巢癌

初次治疗原则是手术为主，辅以化疗、放疗等综合治疗。

1. 手术治疗

是治疗卵巢癌的主要手段。初次手术的彻底性与预后密切相关。早期患者应行全面手术分期，包括：经腹手术应有足够大的腹部正中直切口；腹腔积液或腹腔冲洗液细胞学检查；全面探查腹膜和腹腔脏器表面，活检和（或）切除任何可疑病灶；正常腹膜随机盲检，如右结肠旁沟、子宫直肠陷凹等部位；全子宫和双附件切除；结肠下网膜切除；选择性盆腔淋巴结切除及腹主动脉旁淋巴结取样；黏液性肿瘤者应行阑尾切除。

对于年轻、希望保留生育功能的早期患者需考虑其生育问题，指征为临床Ⅰ期、所有分级者。手术方式为全面手术分期的基础上行患侧附件切除（适用于ⅠA和ⅠC期患者）或双侧附件切除（适用于ⅠB期患者）。术前应充分知情同意。

晚期患者行肿瘤细胞减灭术，也称减瘤术，手术的目的是尽可能切除所有原发灶和转移灶，使残余肿瘤病灶达到最小，必要时可切除部分肠管、膀胱、脾脏等脏器。若最大残余灶直径小于1cm，称满意或理想的肿瘤细胞减灭术。对于经评估无法达到满意肿瘤细胞减灭术的ⅢC、Ⅳ期患者，在获得明确的细胞学或组织学诊断后可先行最多3个疗程的新辅助化疗，再行中间型减瘤术，手术后继续化疗。

2. 化学药物治疗

上皮性癌对化疗敏感，即使已有广泛转移也能取得一定疗效。除经过全面分期手术的ⅠA和ⅠB期、黏液性癌或低级别浆液性癌和子宫内膜样癌不需化疗外，其他患者均需化疗。化疗主要用于：①初次手术后辅助化疗，以杀灭残余癌灶、控制复发，以缓解症状、延长生存期；②新辅助化疗使肿瘤缩小，为达到满意手术创造条件；③作为不能耐受手术者主要治疗，但较少应用。

常用化疗药物有顺铂、卡铂、紫杉醇、环磷酰胺等。多采用以铂类为基础的联合化疗，其中铂类联合紫杉醇为"金标准"一线化疗方案。老年患者可用卡铂或紫杉醇单药化疗。卵巢原发性黏液癌患者也可选择氟尿嘧啶+四氢叶酸+奥沙利铂或卡培他滨+奥沙利铂联合化疗。一般采用静脉化疗，对于初次手术达到满意的患者也可采用静脉腹腔联合化疗。早期患者3~6个疗程，晚期患者6~8个疗程。疗程间隔一般为3周，紫杉醇可采用间隔1周给药。

3. 靶向治疗

作为辅助治疗手段，如血管内皮生长因子（VEGF）抑制剂贝伐珠单抗用于初次化疗的联合用药和维持治疗。

4. 放射治疗

其治疗价值有限。对于复发患者可选用姑息性局部放疗。

（三）交界性肿瘤

主要采用手术治疗。对于无生育要求的患者，手术方法基本参照卵巢癌，但临床Ⅰ期的患者经仔细探查后可不行后腹膜淋巴结切除术。交界性肿瘤预后较好，即使有卵巢外肿瘤种植，也可行保留生育功能手术。术后一般不选择辅助性化疗，只有对卵巢外浸润性种植者才考虑化疗。

（四）复发性癌

一经复发，预后很差，选择治疗时应优先考虑患者的生活质量。手术治疗的作用有限，应仔细、全面评估后实施。主要用于：①解除并发症；②铂敏感复发、孤立复发灶。化疗是主要的治疗手段，药物的选择应根据一线化疗的方案、疗效、毒副反应及肿瘤复发时间综合考虑，可按以下原则选择方案：①一线化疗不含铂类者，选择铂类为主的联合化疗；②一线化疗为铂类药物，化疗结束至肿瘤复发时间（无铂间隔）>6个月者可再选择以铂类为主的联合化疗；无铂间隔<6个月或一线化疗未达完全缓解者，应选用二线药物，如吉西他滨、脂质体阿霉素、拓扑替康、依托泊苷等。③选择靶向治疗，如聚二磷酸腺苷核糖聚合酶（PARP）抑制剂用于基因突变的铂敏感复发二线化疗的维持治疗。

第三节　卵巢非上皮性肿瘤

常见的卵巢非上皮性肿瘤为生殖细胞肿瘤和性索间质肿瘤，两者有各自的肿瘤起源、生物学特性和临床特点。

一、卵巢生殖细胞肿瘤

卵巢生殖细胞肿瘤为来源于原始生殖细胞的一组肿瘤，占卵巢肿瘤20%～

40%。多发生于年轻妇女及幼女，青春期前患者占 60%～90%，绝经后患者仅占4%。除成熟畸胎瘤等少数组织类型外，大多类型为恶性肿瘤。

【病理】

（一）畸胎瘤

为最常见的生殖细胞肿瘤，由多胚层组织构成，偶见只含一个胚层成分。肿瘤多数成熟、囊性，少数未成熟、实性。肿瘤的良、恶性及恶性程度取决于组织分化程度。

1. 成熟畸胎瘤

又称为皮样囊肿，为良性肿瘤，占卵巢肿瘤 10%～20%、生殖细胞肿瘤85%～97%、卵巢畸胎瘤 95% 以上。可发生于任何年龄，以 20～40 岁居多。多为单侧，双侧占 10%～17%。中等大小，呈圆形或卵圆形，壁光滑、质韧。多为单房，腔内充满油脂和毛发，有时可见牙齿或骨质。囊壁内层为复层鳞状上皮，囊壁常见小丘样隆起向腔内突出，称为"头节"。肿瘤可含外、中、内胚层组织。偶见向单一胚层分化，形成高度特异性畸胎瘤，如卵巢甲状腺肿，分泌甲状腺激素，可出现甲亢症状。成熟囊性畸胎瘤恶变率 2%～4%，多见于绝经后妇女；"头节"的上皮细胞易恶变，形成鳞状细胞癌，预后差。

2. 未成熟畸胎瘤

为恶性肿瘤，占卵巢畸胎瘤 1%～3%。多见于年轻患者，平均年龄 11～19岁。肿瘤多为实性，可有囊性区域。含 2～3 胚层，由分化程度不同的未成熟胚胎组织构成，主要为原始神经组织。肿瘤恶性程度根据未成熟组织所占比例、分化程度及神经上皮含量而定。该肿瘤复发及转移率均高，但复发后再次手术可见到未成熟肿瘤组织向成熟转化，即恶性程度逆转现象，这是其独有的特征。

（二）无性细胞瘤

为恶性肿瘤，占卵巢恶性肿瘤 1%～2%。好发于青春期及生育期妇女。中度恶性，单侧居多，右侧多于左侧。肿瘤为圆形或椭圆形，中等大，实性，触之如橡皮样。表面光滑或呈分叶状，切面淡棕色。镜下见圆形或多角形大细胞，细胞核大，胞质丰富，瘤细胞呈片状或条索状排列，有少量纤维组织相隔，间质中常有淋巴细胞浸润。对放疗敏感。

（三）卵黄囊瘤

为恶性肿瘤，较罕见，占卵巢恶性肿瘤1%。来源于胚外结构卵黄囊，其组织结构与大鼠胎盘的内胚窦特殊血管周围结构相似，又名内胚窦瘤。常见于儿童及年轻妇女。多为单侧，较大，圆形或卵圆形。切面部分囊性，组织质脆，多有出血坏死区，呈灰红或灰黄色，易破裂。镜下见疏松网状和内皮窦样结构。瘤细胞扁平、立方、柱状或多角形，分泌甲胎蛋白（AFP），故患者血清 AFP 升高，是诊断及病情监测的肿瘤标志物。恶性程度高，生长迅速，易早期转移，但该肿瘤对化疗十分敏感，现经手术及联合化疗，生存期明显延长。

【治疗】

（一）良性生殖细胞肿瘤

单侧肿瘤应行卵巢肿瘤剔除术或患侧附件切除术，双侧肿瘤者应行双侧卵巢肿瘤剔除术。绝经后妇女可考虑行全子宫及双侧附件切除术。

（二）恶性生殖细胞肿瘤

1. 手术治疗

对于无生育要求的患者，建议行全面分期手术。对年轻并希望保留生育功能者，无论期别早晚，均可行保留生育功能手术。若患者为儿童或青春期少女，可不进行全面分期手术。对复发者仍主张积极手术。

2. 化学药物治疗

除Ⅰ期无性细胞瘤和Ⅰ期 G1 的未成熟畸胎瘤外，其他患者均需化疗。常用的化疗方案为 BEP，但各家报道的具体用法略有不同，国际妇产科联盟（FIGO）癌症报告（2015 年）推荐的用法见表 6-2。在考虑使用博来霉素前，应给予肺功能检查。

表 6-2　卵巢恶性生殖细胞肿瘤常用化疗方案

方案	用法
BEP 方案	依托泊苷 100mg/（m² · d），静滴，第 1~5 日，间隔 3 周 顺铂 20mg/（m² · d），静滴，第 1~5 日，间隔 3 周 博来霉素 30000IU/d，静滴或肌内注射，分别在 1，8，15 日，共 12 周 低危患者共 3 个周期，中、高危患者共 4 个周期
EP 方案	卡铂 400mg/m²，第 1 日 依托泊苷 120mg/m²，静滴，第 1、2、3 日 每 4 周一次，共 3~4 个周期

3. 放疗

无性细胞瘤对放疗敏感，但放疗会破坏患者卵巢功能，故已极少应用，仅用于治疗复发的无性细胞瘤。

二、卵巢性索间质肿瘤

卵巢性索间质肿瘤来源于原始性腺中的性索和间质组织，占卵巢肿瘤 5%~8%。由性索演化形成的肿瘤为颗粒细胞瘤或支持细胞瘤，由间质演化形成的肿瘤为卵泡膜细胞瘤或间质细胞瘤。肿瘤可以由单一细胞构成，也可由不同细胞混合构成。此类肿瘤常有内分泌功能，故又称为卵巢功能性肿瘤。

【病理】

（一）颗粒细胞-间质细胞瘤

由性索的颗粒细胞及间质的衍生成分如成纤维细胞及卵泡膜细胞组成。

1. 颗粒细胞瘤

分为成人型和幼年型两种病理类型。

成人型颗粒细胞瘤占卵巢肿瘤的1%，占颗粒细胞瘤的95%，为低度恶性肿瘤，可发生于任何年龄，高峰为45~55岁。肿瘤能分泌雌激素，青春期前患者可出现性早熟，生育年龄患者出现月经紊乱，绝经后患者则有不规则阴道流血，常合并子宫内膜增生，甚至子宫内膜癌。肿瘤多为单侧，圆形或椭圆形，呈分叶状，表面光滑，实性或部分囊性；切面组织脆而软，伴出血坏死灶。镜下见颗粒细胞环绕成小圆形囊腔，菊花样排列、中心含嗜伊红物质及核碎片（Call-Exner小体）。瘤细胞呈小多边形，偶呈圆形或圆柱形，胞质嗜淡伊红或中性，细胞膜界限不清，核圆，核膜清楚。预后较好，5年生存率达80%以上，但有晚期复发倾向。

幼年型颗粒细胞瘤罕见，仅占颗粒细胞瘤的5%。主要发生在青少年，98%为单侧。多数患者在初诊时为早期，肿瘤局限于一侧卵巢，故预后良好。若肿瘤破裂、腹腔积液细胞学阳性或肿瘤生长突破卵巢，则术后复发风险较高。镜下见肿瘤呈卵泡样结构、结节或弥散状生长，肿瘤细胞胞质丰富，缺乏核纵沟，核分裂常见，明显的核异型占10%~15%。

2. 卵泡膜细胞瘤

常与颗粒细胞瘤同时存在，但也可单一成分，多为良性。良性多为单侧，圆形、卵圆形或分叶状，表面被覆薄的有光泽的纤维包膜。切面为实性、灰白色。镜下见瘤细胞短梭形，胞质富含脂质，细胞交错排列呈旋涡状，瘤细胞团为结缔组织分隔。常合并子宫内膜增生甚至子宫内膜癌。恶性少见，预后比卵巢上皮性癌好。

3. 纤维瘤

占卵巢肿瘤2%~5%，多见于中年妇女，单侧居多，中等大小，实性、坚硬，表面光滑或结节状，切面灰白色。镜下见由梭形瘤细胞组成，排列呈编织状。纤维瘤伴有腹腔积液和（或）胸腔积液者，称为梅格斯综合征，手术切除肿瘤后，胸腔积液、腹腔积液自行消失。

（二）支持细胞-间质细胞瘤

又称为睾丸母细胞瘤，罕见，多发生在 40 岁以下妇女。单侧居多，通常较小，可局限在卵巢门区或皮质区，实性，表面光滑而滑润，有时呈分叶状，切面灰白色伴囊性变，囊内壁光滑，含血性浆液或黏液。镜下见不同分化程度的支持细胞及间质细胞。高分化者属良性，中低分化为恶性，占 10%。可具有男性化作用，少数无内分泌功能者雌激素升高，5 年生存率 70% ~ 90%。

【治疗】

（一）良性索间质肿瘤

单侧肿瘤应行卵巢肿瘤剔除术或患侧附件切除术，双侧肿瘤者应行双侧卵巢肿瘤剔除术。绝经后妇女可考虑行全子宫及双侧附件切除术。

（二）恶性性索间质肿瘤

1. 手术治疗

参照卵巢上皮性癌。ⅠA、ⅠC 期有生育要求的患者，可实施保留生育能力手术，推荐全面分期手术；但对肉眼观察肿瘤局限于卵巢者，可考虑不进行淋巴结切除术。复发患者也可考虑手术。

2. 术后辅助治疗

Ⅰ期低危患者术后随访，不需辅助治疗；Ⅰ期高危患者（肿瘤破裂、G3、肿瘤直径超过 10 ~ 15cm）术后可选择随访，也可选择化疗。Ⅱ ~ Ⅳ期患者术后应给予化疗，方案为铂类为基础的联合化疗，首选 BEP 或紫杉醇/卡铂方案。对局限型病灶可进行放疗。

第四节　卵巢转移性肿瘤

　　由其他器官或组织转移至卵巢形成的肿瘤均称为卵巢转移性肿瘤或卵巢继发性肿瘤，占卵巢肿瘤的 5%~10%。其中常见的卵巢转移性肿瘤是库肯勃瘤。

【病理】

　　大体见库肯勃瘤以双侧为常见，中等大小占多数，一般均保持卵巢原状或呈肾形或长圆形，包膜完整，无粘连，切面实性，胶质样。镜下见肿瘤细胞为黏液细胞，呈小圆形、多角形或不规则形，核染色质浓染，胞浆内含大量黏液。典型者表现为细胞核被黏液挤向一侧而贴近胞膜呈半月形，形如印戒，故又称印戒细胞癌。

【转移途径】

　　最常见的原发部位是胃和结肠。确切的转移途径尚不明确，目前较认可的有以下几种：①血行转移：卵巢转移多发生于绝经前血供丰富的卵巢，且卵巢转移常是原发肿瘤全身转移的一部分；②淋巴转移：双侧卵巢丰富的网状淋巴循环引流入腰淋巴结内，当原发灶癌细胞浸润时转移至腰淋巴结，可能因逆流入卵巢内造成播散；③种植转移：这是最早提出的一种途径，认为原发灶肿瘤细胞可突破浆膜层并脱落到腹腔或腹腔积液中，借助肠蠕动和（或）腹腔积液种植于卵巢表面而浸润生长，但有很多早期胃癌也可发生卵巢转移，且病理证实很多卵巢转移灶存在于卵巢深部，被膜并未累及。各种转移途径并非孤立存在，可能通过多种方式转移至卵巢。

【临床表现】

　　临床表现缺乏特异性。可以在诊断原发肿瘤的同时发现卵巢转移，也可以盆腔包块伴腹痛、腹胀和腹腔积液为首发症状，而原发肿瘤的表现并不明显。部分患者表现为妇科疾病的症状：如月经紊乱、阴道不规则流血，或者男性化表现。体格检查可发现盆腔包块，活动度好，常为双侧，合并腹腔积液。可伴有贫血、恶病质等晚期肿瘤征象。

【治疗】

治疗原则是缓解和控制症状。若原发瘤已经切除且无其他转移和复发迹象，转移瘤仅局限于盆腔，可进行全子宫及双附件切除术，并尽可能切除盆腔转移灶。术后依据原发肿瘤性质给予化疗或放疗。绝大多数库肯勃瘤治疗效果不佳，预后极差。

第七章 妊娠滋养细胞疾病

妊娠滋养细胞疾病是一组来源于胎盘滋养细胞的增生性疾病。在组织学上可分为：①妊娠滋养细胞肿瘤，包括级毛膜癌（简称线癌）、胎盘部位滋养细胞肿瘤和上皮样滋养细胞肿瘤；②葡萄胎妊娠包括完全性葡萄胎、部分性葡萄胎和侵蚀性葡萄胎；③非肿瘤病变；④异常（非葡萄胎）线毛病变。

虽然侵蚀性葡萄胎在组织学分类中属于交界性或不确定行为肿瘤，但其临床表现、诊断及处理原则与绒癌有相似性，临床上仍将其与绒癌一起合称为妊娠滋养细胞肿瘤，病变局限于子宫者称为无转移性滋养细胞肿瘤，病变出现在子宫以外部位者称为转移性滋养细胞肿瘤。胎盘部位滋养细胞肿瘤和上皮样滋养细胞肿瘤与临床上所称的妊娠滋养细胞肿瘤在临床表现、发病过程及处理上存在明显不同，故分别单列。非肿瘤病变和异常（非葡萄胎）绒毛病变仅为形态学改变，临床上通常无需处理。

绝大多数滋养细胞肿瘤继发于妊娠，但尚有极少数来源于卵巢或睾丸生殖细胞，称为非妊娠性绒癌，不属于本章讨论范围。

第一节　葡萄胎

葡萄胎因妊娠后胎盘绒毛滋养细胞增生、间质水肿，而形成大小不一的水泡，水泡间借蒂相连成串，形如葡萄而名之，也称水泡状胎块。葡萄胎可分为完全性葡萄胎和部分性葡萄胎两类。

【相关因素】

(一) 完全性葡萄胎

亚洲和拉丁美洲国家的发生率较高，约 500 次妊娠 1 次，而北美和欧洲国家发生率较低，约 1000 次妊娠 1 次。根据我国的一次全国性调查，平均每 1000 次妊娠 0.78，其中浙江省最高为 1.39，山西省最低为 0.29。完全性葡萄胎偶尔发生于双胎妊娠，其合并的另一胎为正常活胎，发生率约为 22000 ~ 100000 次妊娠 1 次。近年来完全性葡萄胎的发生率在亚洲国家有所下降，其中部分地区已降至与欧美国家相似的水平。同一种族居住在不同地域，其葡萄胎发生率不一定相同，如居住在北非和东方国家的犹太人后裔的发生率是居住在西方国家的 2 倍，提示造成葡萄胎发生地域差异的原因除种族外，尚有多方面的因素。

营养状况与社会经济因素是可能的高危因素之一，饮食中缺乏维生素 A 及其前体胡萝卜素和动物脂肪者发生葡萄胎的概率显著升高。年龄是另一高危因素，大于 35 岁和 40 岁妇女的葡萄胎发生率分别是年轻妇女的 2 倍和 7.5 倍，而大于 50 岁的妇女妊娠时约 1/3 可能发生葡萄胎。相反小于 20 岁妇女的葡萄胎发生率也显著升高。既往葡萄胎史也是高危因素，有过 1 次和 2 次葡萄胎妊娠者，再次发生率分别为 1% 和 15% ~ 20%。另外，流产和不孕史也可能是高危因素。

完全性葡萄胎的染色体核型为二倍体，均来自父系，其中 90% 为 46，XX，系由一个细胞核缺如或失活的空卵与一个单倍体精子 (23，X) 受精，经自身复制为二倍体 (46，XX)。另有 10% 核型为 46XY，系由一个空卵被两个单倍体精子 (23，X 和 23，Y) 同时受精而成。虽然完全性葡萄胎染色体基因为父系，但其线粒体 DNA 仍为母系来源。

染色体父系来源是滋养细胞过度增生的主要原因，并与基因组印迹紊乱有关。基因组印迹指父母双亲来源的两个等位基因具有不同的表达活性，这种差异表达的基因被称为印迹基因。印迹基因可分为父源和母源两种，父源印迹基因只在母源染色体上表达，母源印迹基因只在父源染色体上表达。双亲染色体的共同参与是确保印迹基因正常表达的前提，也为胚胎正常发育所必需。但完全性葡萄胎缺乏母源染色体，必然导致基因组印迹紊乱。

（二）部分性葡萄胎

传统认为部分性葡萄胎的发生率低于完全性葡萄胎，但近年资料表明，部分性和完全性葡萄胎的比例基本接近甚至更高，如日本和英国报道分别为 0.78 和 1.13，其原因可能与完全性葡萄胎发生率的下降及对部分性葡萄胎诊断准确性的提高有关，许多伴有三倍体的早期流产其实为部分性葡萄胎。迄今对部分性葡萄胎高危因素的了解较少，可能相关的因素有不规则月经和口服避孕药等，但与饮食因素及母亲年龄无关。

部分性葡萄胎的染色体核型 90% 以上为三倍体，合并存在的胎儿也为三倍体。最常见的核型是 69，XXY，其余为 69，XXX 或 69，XYY，系由一看似正常的单倍体卵子和两个单倍体精子受精或一个减数分裂缺陷的双倍体精子受精而成，所以一套多余的染色体也来自父方。多余的父源基因物质也是部分性葡萄胎滋养细胞增生的主要原因。另外尚有极少数部分性葡萄胎的核型为四倍体，但其形成机制还不清楚。

【病理】

（一）完全性葡萄胎

大体检查水泡状物大小不一，直径自数毫米至数厘米不等，其间有纤细的纤维素相连，常混有血块蜕膜碎片。水泡状物占满整个宫腔，胎儿及其附属物缺如。镜下见：①可确认的胚胎或胎儿组织缺失；②绒毛水肿；③弥漫性滋养细胞增生；④种植部位滋养细胞呈弥漫和显著的异型性。

（二）部分性葡萄胎

仅部分绒毛呈水泡状，合并胚胎或胎儿组织，胎儿多已死亡，且常伴发育迟缓或多发性畸形，合并足月儿极少。镜下见：①有胚胎或胎儿组织存在；②局限性滋养细胞增生；③绒毛大小及其水肿程度明显不一；④域毛呈显著的扇贝样轮廓、间质内可见滋养细胞包涵体；⑤种植部位滋养细胞呈局限和轻度的异型性。完

【临床表现】

（一）完全性葡萄胎

由于诊断技术的进步，葡萄胎患者常在早期妊娠时即已得到诊治，所以症状典型者已越来越少见。完全性葡萄胎的典型症状如下：

1. 停经后阴道流血

为最常见的症状。一般在停经 8~12 周左右开始不规则阴道流血，量多少不定。若大血管破裂，可造成大出血和休克，甚至死亡。葡萄胎组织有时可自行排出，但排出前和排出时常伴有大量流血。反复阴道流血若不及时治疗，可继发贫血和感染。

2. 子宫异常增大、变软

因葡萄胎迅速增长及宫腔内积血导致子宫大于停经月份，质地变软，并伴 hCG 水平异常升高。但部分患者的子宫可与停经月份相符或小于停经月份，可能与水泡退行性变有关。

3. 妊娠呕吐

常发生于子宫异常增大和 hCG 水平异常升高者，出现时间一般较正常妊娠早，症状严重且持续时间长。若呕吐严重且未及时纠正，可导致水电解质平衡紊乱。

4. 子痫前期征象

多发生于子宫异常增大者，可在妊娠 24 周前出现高血压、蛋白尿和水肿，但子痫罕见。若早期妊娠发生子痫前期，要考虑葡萄胎可能。

5. 甲状腺功能亢进

如心动过速、皮肤潮湿和震颤，血清游离 T3、T4 水平升高，但突眼少见。

6. 腹痛

因葡萄胎增长迅速和子宫过度快速扩张所致，表现为阵发性下腹痛，一般不剧烈，能忍受，常发生于阴道流血之前。若发生卵巢黄素化囊肿扭转或破裂，可出现急腹痛。

7. 卵巢黄素化囊肿

大量 hCG 刺激卵巢卵泡内膜细胞发生黄素化而造成，常为双侧，但也可单侧，大小不等，最小仅在光镜下可见，最大可在直径 20cm 以上。囊肿表面光滑，活动度好，切面为多房，囊壁薄，囊液清亮或琥珀色。光镜下见囊壁为内衬 2~3 层黄素化卵泡膜细胞。黄素化囊肿一般无症状。由于子宫异常增大，在葡萄胎排空前一般较难通过妇科检查发现，多由超声检查作出诊断。黄素化囊肿常在葡萄胎清宫后 2~4 个月自行消退。

（二）部分性葡萄胎

部分性葡萄胎也常表现为停经后阴道流血，有时与不全流产或过期流产过程相似。其他症状较少，程度也比完全性葡萄胎轻。

【自然转归】

在正常情况下，葡萄胎排空后血清 hCG 逐渐下降，首次降至正常的平均时间大约 9 周，最长不超过 14 周。若葡萄胎排空后 hCG 持续异常要考虑妊娠滋养细胞肿瘤。完全性葡萄胎发生子宫局部侵犯和（或）远处转移的概率约分别为 15% 和 4%。当出现下列高危因素之一时应视为高危葡萄胎：①hCG>100000U/L；②子宫明显大于相应孕周；③卵巢黄素化囊肿直径>6cm。另外，也有认为年龄>40 岁和重复葡萄胎是高危因素。

部分性葡萄胎发生子宫局部侵犯的概率约为 4%，一般不发生转移。与完全性葡萄胎不同，部分性葡萄胎缺乏明显的临床或病理高危因素。

【诊断】

凡有停经后不规则阴道流血要考虑葡萄胎可能。若阴道排出葡萄样水泡组织支持诊断。常选择下列辅助检查以进一步明确诊断。

（一）超声检查

是常用的辅助检查，最好采用经阴道彩色多普勒超声。完全性葡萄胎的典型超声图像为子宫大于相应孕周，无妊娠囊或胎心搏动，宫腔内充满不均质密集状或短条状回声，呈"落雪状"，水泡较大时则呈"蜂窝状"。常可测到双侧或一侧卵巢囊肿。彩色多普勒超声检查可见子宫动脉血流丰富，但子宫肌层内无血流或仅稀疏血流信号。部分性葡萄胎可在胎盘部位出现由局灶性水泡状胎块引起的超声图像改变，有时还可见胎儿或羊膜腔，胎儿通常畸形。早期葡萄胎妊娠的超声征象常不典型，容易误诊。

（二）人绒毛膜促性腺激素（hCG）测定

血清 hCG 测定是诊断葡萄胎的另一项重要辅助检查。正常妊娠时，滋养细胞在孕卵着床后数日便开始分泌 hCG。随孕周增加，血清 hCG 滴度逐渐升高，停经 8~10 周达高峰，持续 1~2 周后逐渐下降。但在葡萄胎时，血清 hCG 滴度常明显高于正常孕周的相应值，而且在停经 8~10 周以后持续上升。约 45% 的完全性葡萄胎患者的血清 hCG 水平在 100000U/L 以上，最高可达 240 万 U/L。>8 万 U/L 支持诊断。但也有少数葡萄胎，尤其部分性葡萄胎因绒毛退行性变，hCG 升高不明显。

临床上常用抗 hCG 抗体或抗 hCG-（3 亚单位单克隆抗体检测血清或尿 hCG 水平。近年发现，hCG 并不是单一分子，除规则 hCG（regularhCG）外，还有其他结构变异体，包括高糖化 hCG、hCG 游离 β 亚单位等。正常妊娠时 hCG 的主要分子为规则 hCG，而在滋养细胞疾病时则产生更多的 hCG 结构变异体，因此同时测定规则 hCG 及其结构变异体，有助于滋养细胞疾病的诊断和鉴别诊断。

（三）DNA 倍体分析

流式细胞计数是最常用的倍体分析方法。完全性葡萄胎的染色体核型为二倍体，部分性葡萄胎为三倍体。

（四）印迹基因检测

部分性葡萄胎拥有双亲染色体，所以表达父源印迹、母源表达的印迹基因（如 $P57^{KIP2}$），而完全性葡萄胎无母源染色体，故不表达该类基因，所以 $P57^{KIP2}$ 免疫组化染色可区别完全性和部分性葡萄胎。

（五）其他检查

如 X 线胸片、血细胞和血小板计数、肝肾功能等。

【鉴别诊断】

（一）流产

葡萄胎病史与流产相似，可能发生误诊，尤其部分性葡萄胎与流产的鉴别有时较为困难，即使在病理检查时也因绒毛水肿、滋养细胞增生不明显等造成混淆，需要利用 DNA 倍体分析、母源表达印迹基因检测及短串联重复序列基因分析等技术进行鉴别。

（二）剖宫产瘢痕部位妊娠

是剖宫产术后的一种并发症，胚囊着床于子宫切口瘢痕部位，表现为停经后阴道流血，容易与葡萄胎相混淆，超声检查有助于鉴别。

（三）双胎妊娠

子宫大于相应孕周的正常单胎妊娠，hCG 水平也略高于正常，与葡萄胎相似，但双胎妊娠无阴道流血，超声检查可以确诊。

【处理】

（一）清宫

葡萄胎诊断一经成立，应及时清宫。但清宫前首先应注意有无休克、子痫前期、甲状腺功能亢进及贫血等合并症，出现时应先对症处理，稳定病情。清宫应由有经验的妇科医师操作。停经大于 16 周的葡萄胎清宫术应在超声引导下进行。一般选用吸刮术，其具有手术时间短、出血少、不易发生子宫穿孔等优点。由于葡萄胎清宫时出血较多，子宫大而软，容易穿孔，所以清宫应在手术室内进行，在输液、备血准备下，充分扩张宫颈管，选用大号吸管吸引。待葡萄胎组织大部分吸出、子宫明显缩小后，改用刮匙轻柔刮宫。为减少出血和预防子宫穿孔，可在充分扩张宫颈管和开始吸宫后静脉滴注缩宫素，应用缩宫素一般不增加发生滋养细胞转移和肺栓塞的风险。通常一次刮宫即可刮净葡萄胎组织。若有持续子宫出血或超声提示有妊娠物残留，需要第二次刮宫。

在清宫过程中，若发生滋养细胞进入子宫血窦造成肺动脉栓塞，甚至出现急性呼吸窘迫、急性右心衰竭时，要及时给予心血管及呼吸功能支持治疗，一般在 72 小时内恢复。急性呼吸窘迫也可由甲状腺功能亢进、子痫前期等合并症引起。为安全起见，建议子宫大于妊娠 16 周或有合并症者应转送至有治疗经验的医院进行清宫。

组织学是葡萄胎的最终诊断依据，所以葡萄胎每次刮宫的刮出物，必须送组织学检查。取材应注意选择近宫壁种植部位、新鲜无坏死的组织送检。

（二）卵巢黄素化囊肿的处理

囊肿在葡萄胎清宫后会自行消退，一般不需处理。若发生急性蒂扭转，可在超声引导或腹腔镜下作穿刺吸液，囊肿也多能自然复位。若扭转时间较长发生坏死，则需作患侧附件切除术。

（三）预防性化疗

不常规推荐。研究显示，预防性化疗可降低高危葡萄胎发生妊娠滋养细胞肿瘤的概率，因此预防性化疗仅适用于有高危因素和随访困难的完全性葡萄胎患者，但也非常规。预防性化疗应在葡萄胎排空前或排空时实施，选用单一药物，一般为多疗程化疗至 hCG 阴性。部分性葡萄胎不作预防性化疗。

（四）子宫切除术

单纯子宫切除不能预防葡萄胎发生子宫外转移，所以极少应用，除非患者合并其他需要切除子宫的指征，绝经前妇女应保留两侧卵巢。当子宫小于妊娠 14周大小时可直接切除子宫。手术后仍需定期随访。

【随访】

葡萄胎患者清宫后必须定期随访，以便尽早发现滋养细胞肿瘤并及时处理。随访应包括以下内容：①定期 hCG 测定，葡萄胎清宫后每周一次，直至连续 3 次阴性，以后每个月一次共 6 个月，然后再每 2 个月一次共 6 个月，自第一次阴性后共计一年；②询问病史，包括月经状况，有无阴道流血、咳嗽、咯血等症状；③妇科检查，必要时可选择超声、X 线胸片或 CT 检查等。

葡萄胎患者随访期间应可靠避孕。由于葡萄胎后滋养细胞肿瘤极少发生在hCG 自然降至正常以后，所以避孕时间为 6 个月。若发生随访不足 6 个月的意外妊娠，只要 hCG 已经正常，也不需考虑终止妊娠。但妊娠后，应在妊娠早期作超声检查和 hCG 测定，以明确是否正常妊娠，产后也需 hCG 随访至正常。避孕方法可选用阴茎套或口服避孕药。不选用宫内节育器，以免混淆子宫出血的原因或造成穿孔。

第二节　　妊娠滋养细胞肿瘤

妊娠滋养细胞肿瘤 60%继发于葡萄胎妊娠，30%继发于流产，10%继发于足月妊娠或异位妊娠，其中侵蚀性葡萄胎全部继发于葡萄胎妊娠，级癌可继发于葡萄胎妊娠，也可继发于非葡萄胎妊娠。侵蚀性葡萄胎恶性程度低于绒癌，预后较好。绒癌恶性程度极高，发生转移早而广泛，在化疗药物问世以前，其死亡率高达 90%以上，但随着诊断技术及化疗的发展，预后已得到极大的改善。

【病理】

侵蚀性葡萄胎的大体检查可见子宫肌层内有大小不等的水泡状组织，宫腔内可以没有原发病灶。当病灶接近子宫浆膜层时，子宫表面可见紫蓝色结节。病灶也可穿透子宫浆膜层或侵入阔韧带内。镜下可见水泡状组织侵入肌层，有绒毛结构及滋养细胞增生和异型性。但绒毛结构也可退化，仅见绒毛阴影。

绒癌的大体观见肿瘤位于子宫肌层内，可突向宫腔或穿破浆膜，单个或多个，大小不等，无固定形态，与周围组织分界清，质地软而脆，海绵样，暗红色，伴明显出血坏死。镜下见肿瘤细胞由细胞滋养细胞、合体滋养细胞及中间型滋养细胞组成，成片状高度增生，明显异型，不形成绒毛或水泡状结构，并广泛侵入子宫肌层造成出血坏死。肿瘤不含间质和自身血管，瘤细胞靠侵蚀母体血管而获取营养。

【临床表现】

（一）无转移滋养细胞肿瘤

大多数继发于葡萄胎妊娠。

1. 阴道流血

在葡萄胎排空、流产或足月产后，有持续的不规则阴道流血，量多少不定。

也可表现为一段时间的正常月经后再停经，然后又出现阴道流血。长期阴道流血者可继发贫血。

2. 子宫复旧不全或不均匀性增大

常在葡萄胎排空后 4~6 周子宫尚未恢复到正常大小，质地偏软。也可受肌层内病灶部位和大小的影响，表现出子宫不均匀性增大。

3. 卵巢黄素化囊肿

由于 hCG 的持续作用，在葡萄胎排空、流产或足月产后，双侧或一侧卵巢黄素化囊肿持续存在。

4. 腹痛

一般无腹痛，但当子宫病灶穿破浆膜层时可引起急性腹痛及腹腔内出血症状。若子宫病灶坏死继发感染也可引起腹痛及脓性白带。黄素化囊肿发生扭转或破裂时也可出现急性腹痛。

5. 假孕症状

由于 hCG 及雌、孕激素的作用，表现为乳房增大，乳头及乳晕着色，甚至有初乳样分泌，外阴、阴道、宫颈着色，生殖道质地变软。

(二) 转移性滋养细胞肿瘤

易继发于非葡萄胎妊娠，或为经组织学证实的绒癌。肿瘤主要经血行播散，转移发生早而且广泛。最常见的转移部位首先是肺 (80%)，其次是阴道 (30%)，最后是盆腔 (20%)、肝 (10%) 和脑 (10%) 等。局部出血是各转移部位症状的共同特点。

转移性滋养细胞肿瘤可以同时出现原发灶和继发灶症状，但也有不少患者原发灶消失而转移灶发展，仅表现为转移灶症状，容易造成误诊。

1. 肺转移

可无症状，仅通过 X 线胸片或肺 CT 作出诊断。典型表现为胸痛、咳嗽、咯血及呼吸困难。这些症状常呈急性发作，但也可呈慢性持续状态。在少数情况下，可因肺动脉滋养细胞瘤栓形成，造成急性肺梗死，出现肺动脉高压、急性肺功能衰竭及右心衰竭。

2. 阴道转移

转移灶常位于阴道前壁及穹隆，呈紫蓝色结节，破溃时引起不规则阴道流血，甚至大出血。一般认为系宫旁静脉逆行性转移所致。

3. 肝转移

为不良预后因素之一，多同时伴有肺转移。病灶较小时可无症状，也可表现右上腹部或肝区疼痛、黄疸等，若病灶穿破肝包膜可出现腹腔内出血，导致死亡。

4. 脑转移

预后凶险，为主要的致死原因。一般同时伴有肺转移和（或）阴道转移。转移初期多无症状。脑转移的形成可分为 3 个时期，首先为瘤栓期，可表现为一过性脑缺血症状如猝然跌倒、暂时性失语、失明等。继而发展为脑瘤期，即瘤组织增生侵入脑组织形成脑瘤，出现头痛、喷射样呕吐、偏瘫、抽搐直至昏迷。最后进入脑疝期，因脑瘤增大及周围组织出血、水肿，造成颅内压进一步升高，脑疝形成，压迫生命中枢、最终死亡。

5. 其他转移

包括脾、肾、膀胱、消化道、骨等，其症状视转移部位而异。

【诊断】

（一）临床诊断

1. 血清 hCG 测定

hCG 水平异常是主要的诊断依据。影像学证据支持诊断，但不是必需的。

葡萄胎后滋养细胞肿瘤的诊断标准：在葡萄胎清宫后 hCG 随访的过程中，凡符合下列标准中的任何一项且排除妊娠物残留或再次妊娠即可诊断为妊娠滋养细胞肿瘤：①hCG 测定 4 次呈高水平平台状态（±10%），并持续 3 周或更长时间，即 1，7，14，21 日；②hCG 测定 3 次上升（>10%），并至少持续 2 周或更长时间，即 1，7，14 日；③hCG 水平持续异常达 6 个月或更长。

非葡萄胎后滋养细胞肿瘤的诊断标准：当流产、足月产、异位妊娠后，出现异常阴道流血、或腹腔、肺、脑等脏器出血、或肺部症状、神经系统症状等时，应考虑滋养细胞肿瘤可能，及时行血 hCG 检测。对 hCG 异常者，结合临床表现并除外妊娠物残留或再次妊娠，可诊断妊娠滋养细胞肿瘤。

2. 超声检查

是诊断子宫原发病灶最常用的方法。在声像图上子宫可正常大小或不同程度增大，肌层内可见高回声团块，边界清但无包膜；或肌层内有回声不均区域或团块，边界不清且无包膜；也可表现为整个子宫呈弥漫性增高回声，内部伴不规则低回声或无回声。彩色多普勒超声主要显示丰富的血流信号和低阻力型血流频谱。

3. X 线胸片

为常规检查。肺转移典型的 X 线征象为棉球状或团块状阴影，转移灶以右侧肺及中下部较为多见。胸片可见病灶是肺转移灶计数的依据。

4. CT 和磁共振检查

胸部 CT 可以发现肺部较小病灶，是诊断肺转移的依据。磁共振主要用于脑、腹腔和盆腔转移灶的诊断。对 X 线胸片阴性者，应常规检查胸部 CT。对 X 线胸片或胸部 CT 阳性者，应常规检查脑、肝 CT 或磁共振。

5. 其他检查

如血细胞和血小板计数、肝肾功能等。

（二）组织学诊断

在子宫肌层内或子宫外转移灶组织中若见到绒毛或退化的绒毛阴影，则诊断为侵蚀性葡萄胎；若仅见成片滋养细胞浸润及坏死出血，未见绒毛结构者，则诊断为绒癌。若原发灶和转移灶诊断不一致，只要在任一组织切片中见有绒毛结构，均诊断为侵蚀性葡萄胎。

组织学证据对于妊娠滋养细胞肿瘤的诊断不是必需的，但有组织学证据时应以组织学诊断为准。

【临床分期】

采用国际妇产科联盟（FIGO）妇科肿瘤委员会制定的临床分期，该分期包含了解剖学分期和预后评分系统两个部分，规定预后评分≤6分者为低危，≥7分者为高危，其中预后评分≥12分及对一线联合化疗反应差的肝、脑或广泛转移者为极高危。例如，一患者为滋养细胞肿瘤肺转移，预后评分为6分，此患者的诊断应为"妊娠滋养细胞肿瘤（Ⅲ：6）"。预后评分是妊娠滋养细胞肿瘤治疗方案制定和预后评估的重要依据，而解剖学分期有助于明确肿瘤进程和各医疗单位之间比较治疗效果。

【治疗】

治疗原则为采用以化疗为主、手术和放疗为辅的综合治疗。必须在明确临床诊断的基础上，根据病史、体征及各项辅助检查的结果，作出正确的临床分期，并根据预后评分将患者评定为低危（通常包括≤6分的Ⅰ～Ⅲ期）或高危（通常包括≥7分的Ⅰ～Ⅲ期和Ⅳ期），再结合骨髓功能、肝肾功能及全身情况等评估，制定合适的治疗方案，以实施分层治疗。

（一）化疗

常用的一线化疗药物有甲氨蝶呤（MTX）、放线菌素-D（Act-D）、氟尿嘧啶（5-FU）、环磷酰胺（CDC）、长春新碱（VCR）、依托泊苷（VP-16）等。低危患者选择单一药物化疗，高危患者选择联合化疗。

1. 疗效评估

在每一疗程化疗结束后，应每周一次测定血清hCG，并结合妇科检查和影像学检查。在每疗程化疗结束至 18 日内，血 hCG 下降至少 1 个对数称为有效。

2. 毒副反应防治

常见的化疗毒副反应为骨髓抑制，其次为消化道反应、肝、肾功能损害及脱发等。所以化疗前应先检查骨髓及肝肾功能等，用药期间严密观察，注意防治。

53. 停药指征

hCG 正常后，低危患者至少巩固化疗 1 疗程，通常为 2~3 疗程；高危患者继续化疗 3 个疗程，其中第一疗程必须为联合化疗。

（二）手术

主要用于化疗的辅助治疗。对控制大出血等并发症、切除耐药病灶、减少肿瘤负荷和缩短化疗疗程等方面有作用，在一些特定的情况下应用。

1. 子宫切除

对无生育要求的无转移患者在初次治疗时可选择全子宫切除术，并在术中给予单药单疗程辅助化疗，也可多疗程至血 hCG 水平正常。对有生育要求者，若发生病灶穿孔出血，可行病灶切除加子宫修补术；若出现单个子宫耐药病灶，且血 hCG 水平不高，可考虑作病灶剜出术。

2. 肺叶切除术

对于多次化疗未能吸收的孤立的耐药病灶，血 hCG 水平不高，可考虑做肺叶切除。由于肺转移灶吸收后形成的纤维化结节可以在 hCG 转阴后在 X 线胸片上较长时间存在，所以在决定手术前应注意鉴别。

（三）放射治疗

应用较少，主要用于肝、脑转移和肺部耐药病灶的治疗。

（四）耐药复发病例的治疗

几乎全部无转移和低危转移患者均能治愈，但尚有 20% 左右的高危转移病例出现耐药和复发，并最终死亡。对这类患者如何治疗仍然是当今滋养细胞肿瘤治疗的一大难题。其策略大致有：①治疗前准确分期和评分，给予规范的化疗方案，以减少耐药和复发；②采用由有效二线化疗药物组成的联合化疗方案，常用药物有异环磷酰胺、铂类、博来霉素、紫杉醇等，由这些药物组成的化疗方案主要有 EP-EMA（EMA-CO 中的 CO 被顺铂和依托泊苷所替代）、PVB（顺铂、长春新碱、博来霉素）、BEP（博来霉素、依托泊苷，顺铂）、VIP（依托泊苷、异环磷酰胺、顺铂或卡铂）、TP/TE（紫杉醇、顺铂/紫杉醇、依托泊苷）等；③采用综合治疗和探索新的治疗手段。

【随访】

治疗结束后应严密随访。第 1 次在出院后 3 个月，然后每 6 个月 1 次至 3 年，此后每年 1 次直至 5 年。也有推荐低危患者随访 1 年，高危患者可随访 2 年。随访内容同葡萄胎。随访期间应严格避孕，一般于化疗停止 ≥12 个月后方可妊娠。

第三节　　胎盘部位滋养细胞肿瘤

胎盘部位滋养细胞肿瘤指起源于胎盘种植部位的一种特殊类型的滋养细胞肿瘤。临床罕见，约占妊娠滋养细胞肿瘤的 1%～2%。多数不发生转移，预后良好。

【病理】

大体检查见肿瘤可为突向宫腔的息肉样组织，也可侵入子宫肌层或子宫外扩散，切面呈黄褐色或黄色。镜下见肿瘤几乎完全由种植部位中间型滋养细胞组成，无绒毛结构，呈单一或片状侵入子宫肌纤维之间，仅有灶性坏死和出血。免疫组化染色见部分肿瘤细胞 hCG 和人胎盘生乳素（hPL）阳性。

【临床表现】

绝大多数发生于生育期年龄，绝经后罕见，平均发病年龄 31~35 岁。可继发于足月产、流产和葡萄胎，但后者相对少见，偶尔合并活胎妊娠。常见症状为闭经后不规则阴道流血或月经过多。体征为子宫均匀性或不规则增大。仅少数病例发生子宫外转移，受累部位包括肺、阴道、脑、肝、肾及盆腔和腹主动脉旁淋巴结。一旦发生转移，预后不良。

【诊断】

症状、体征不典型，容易误诊。确诊靠组织学诊断，可通过刮宫标本作出诊断，但在多数情况下需靠手术切除的子宫标本才能准确诊断。常用的辅助检查有：

（一）血清 hCG 测定

多数阴性或轻度升高，其水平与肿瘤负荷不成比例，无评估预后的价值。但检测 hCG 游离 β 亚单位常升高。

（二）hPL 测定

血清 hPL 一般为轻度升高或阴性，但免疫组化染色通常阳性。

（三）超声检查

超声检查表现为类似于子宫肌瘤或其他滋养细胞肿瘤的声像图，彩色多普勒超声检查可显示子宫血流丰富。

【临床分期和高危因素】

参照 FIGO 分期中的解剖学分期，但预后评分系统不适用。一般认为，与 PSTT 预后相关的高危因素为：①肿瘤细胞有丝分裂指数>5 个/10HPF；②距先前妊娠时间>2 年；③有子宫外转移。

【处理】

手术是首选的治疗，原则是切除一切病灶，手术范围为全子宫及双侧附件切除。年轻妇女若病灶局限于子宫、卵巢外观正常可保留卵巢。对年轻希望生育、Ⅰ期且病灶局限者，可采用刮宫、宫腔镜或局部病灶切除等方法，并予以化疗。但这类治疗尚缺乏大样本临床资料支持，不常规推荐。

有高危因素的患者术后应给予辅助化疗。因 PSTT 对化疗的敏感性不及滋养细胞肿瘤，故应选择联合化疗，首选的化疗方案为 EMA-CO。而对于无高危因素者一般不主张术后辅助化疗。

【随访】

治疗后应随访，随访内容同妊娠滋养细胞肿瘤。由于通常缺乏肿瘤标志物，所以随访时临床表现和影像学检查更有价值。